脖子卡卡，
健康拉頸報！

日本醫學最新「頸肌鍛鍊法」，
暈眩、頭痛、肩頸僵硬、
肌筋膜疼痛，治癒率達80％！

日本腦神經外科專家・頸椎症候群醫療權威
松井孝嘉 著　婁美蓮 譯

方舟文化

目錄

前言

脖子決定你的健康／008
上達下效的生命環節
脖子卡卡，身體嘸爽快？當心頸椎症候群在作怪

【病例診療室】原因不明的病全治好了／010

病例1 經年累月的頭痛消失了／010

病例2 原因不明的輕微發燒、頭暈大幅改善／011

病例3 看似好吃懶做的「慢性疲勞症候群」竟然根治了／012

病例4、5 以為永遠治不好的「失眠」、「暈眩」痊癒了／013

病例6 藉由治療「脖子僵硬病」，憂鬱症奇蹟似的康復了！／014

脖子是萬病之源——被醫界忽略的頸部肌肉與神經腺體／016

脖子溫暖，青春和健康立即年輕10歲！——溫熱自療打通一身健康／018

第1章 你生病，全是因為「脖子」！／021

慢性病、頑固病、莫名病、身心失調，問題都出在頸部肌肉異常

70％的「頭痛」從脖子就可以治好／022

耳鼻喉科治不好的「頭暈」、「目眩」98％可以痊癒／025

所謂「更年期障礙」，有60％是脖子僵硬病造成的／028

就連原因不明的「慢性疲勞症候群」，95％也可以治癒／032

「血壓不穩」的治癒率幾乎高達100％／034

「鞭打症」使用固定脖子的治療方法，只會使病情更惡化／037

「腹瀉」、「便祕」竟然也可以靠脖子來解決／039

慢性「乾眼症」、「眼睛疲勞」，只要治療脖子僵硬病就能康復／041

「心悸」、「心動過速」、「恐慌症發作」，也可能是脖子僵硬病造成的／044

90％的「憂鬱症」並不是精神疾病／046

「纖維肌痛症」被誤診的機率相當高／051

被診斷為「適應障礙」的雅子妃，其實也是得了脖子僵硬病／053

第2章 為什麼脖子保暖，病就好了，人也健康了？／059

顧好脖子，不只輕鬆治好小毛病，連腦中風、癌症、精神疾病都能預防

身體不適，大部分是因為頸部發生異常／060

【頸部健康指數檢測表】／063

脖子著涼，什麼疾病都有可能發生／064

因脖子產生的疾病，九成以上都能治癒／068

「脖子僵硬病」是文明病，你、我都要小心／071

脖子出問題，不只危害身體，也會造成精神疾病／076

醫生束手無策的「原因不明病」，終於有方法可以醫治了／078

做好脖子保暖，竟然有這麼多令人驚喜的好處／082

脖子保暖好，連「癌症」都可以預防／084

第3章 神奇頸部暖感自療法，經通氣順，讓你成為不生病的人！

大幅降低「腦中風」和「心肌梗塞」的機率／087

終於可以「一覺到天亮」／091

免疫力大增，百分之百擊退「感冒」／093

不可思議的回春現象，肌膚年輕10歲以上／095

精神狀況改善，人變得積極樂觀，笑容滿面／096

脖子僵硬致病五大原因：姿勢、受寒、壓力、疲勞、外傷／099
［「鬆頸操」＋「熱灸法」＋「呼吸訣」＋「全身浴」，保養、復健、自療三效合一］

平常就養成「圍圍巾、打領巾」的習慣／104

善用「熱毛巾敷療」，有效改善肩膀僵硬，全身不再虛冷／107

放鬆頸部肌肉，「全身浴」比「半身浴」有效／111

第4章

換個姿勢，健康大不同——
555頸肌運動，你最好的健身教練！

從頸椎到腰椎同步矯正，不讓錯誤的習慣動作扭曲一身健康

「正確的姿勢」是邁向健康的第一步／122

「電腦」總是搞壞你的姿勢和頸椎／124

久坐看書、看電視，用眼過度＝脖子僵硬病／126

「滑鼠手」、「烏龜脖」後患無窮，少碰電玩和智慧型手機／127

洗澡後「吹風機溫灸法」，促進脖子血液循環／113

松井式「頸部放鬆操」，充分舒緩脖子肌肉和神經／114

睡覺時使用「頸圍」，保住元氣效果超棒！／119

第5章

先端精密檢測治療，頸椎症候群九成以上可以痊癒！／143

專業精密的頸部檢查，輔以低周波儀、遠紅外線、無痛電針系統治療，效果快速卓著

症狀確立即可借助專業治療儀／144

「肌肉硬化點」專業觸診檢查／148

X光、核磁共振、熱影像、瞳孔功能特殊精密檢測／150

脖子顧好，身心都得救，一個星期就見效！／152

避免單肩負重，不要提太重的包包／128

開車、騎腳踏車都要注意「姿勢風險」／130

頸肌力只適合短打，每15分鐘要讓「脖子休息」一次／132

「555頸肌運動」，鍛鍊脖子軟實力！／135

調整「枕頭」高度，就可以在睡覺時充分消除頸部疲勞／140

前言

上達下效的生命環節

脖子決定你的健康

脖子卡卡，身體嘸爽快？當心頸椎症候群在作怪

你是否曾經為以下的病症所苦？

頭總是很重，持續、嚴重的頭痛，跑去醫院就診時，醫生只會開止痛藥給你，吃完藥後隔一陣子，頭重、頭痛的感覺又回來了。

脖子、肩膀痛到跑去神經外科做檢查，卻發現一切正常。

常常好像在坐船似的，感到頭暈暈的，去耳鼻喉科檢查，最多也只是拿藥回家而已。

其他像是：噁心想吐、胃悶悶的、眼睛容易疲勞、身體輕微發燒、感覺好像快感冒似的、心跳加速、呼吸困難……等症狀，可是到醫院去做檢查，卻發現一切數據都很正常。

像這些找不出原因的不適症狀，我們通稱為「原因不明病」，

或是所謂的「亞健康狀態」。既然原因不明，也就無法可治，這讓無數病患一直生活在痛苦和不安中。然而，經過我三十多年來的不斷研究，終於找到原因了——造成這些小毛病的原因，說穿了就是「頸部肌肉異常」。我把這些因為頸部肌肉異常而引起的一連串病症，命名為「頸部神經根症候群（頸椎症候群）」，簡稱為「脖子僵硬病」。人體一切疾病，可說皆因「脖子」而起！

脖子僵硬病主要是頸部的肌肉發生異常，造成自律神經失調，連帶的使身體內部出現了許多小毛病。因此，只要把脖子的肌肉問題治好了，那些小毛病也就會跟著全都好了。也就是說，如果你有因為原因不明而無法治療的疾病，只要用我新研發的方法一治，絕大多數都可以快速痊癒！

松井孝嘉 醫學博士／東京腦神經中心理事長

【病例診療室】
原因不明的病全治好了！

病例 1　經年累月的頭痛消失了

慢性頭痛中有70％屬於緊張型頭痛，在治療「脖子僵硬病」之後便可痊癒。

64歲的女性A女士，自從懂事以來就有頭痛的毛病，長達60年的時間，她跑遍大小醫院，也去過專門治療頭痛的醫療院所，可是醫生只會開止痛藥給她，無法給予根本的治療。她總是覺得倦怠，身體從來沒有好過，除了怕冷之外，還三不五時地輕微發燒，腸胃的狀況也一直很不好，不管讀書或工作，都無法長久持續下去。

她想說天生體質如此，原本已經放棄治療了，卻在電視上偶然看到治療「頸部神經根症候群」的訊息，因而跑到東京腦神經中心來就診。

經由檢查，發現她的脖子沒有一處正常，開始治療後，之前折磨她多年的症狀竟像作夢似的消失了。

最讓她感到痛苦的頭重和頭痛，發生的頻

率馬上降低，經過兩個半月後，竟再也沒出現過。她第一次知道沒有頭痛（頭重）的人生是什麼樣子。更大的奇蹟發生了！三個月後，身體許多不適的症狀也都消失了，以往總是愁眉苦臉的她，很自然地展露出笑顏，大家都說她變年輕了！如今的她，過著充滿幸福的生活。

病例 2 原因不明的輕微發燒、頭暈大幅改善

「輕微發燒」、「頭暈」是脖子僵硬病經常出現的特殊症狀。但做血液檢查或一般檢查時，卻找不出任何異狀。唯一能夠肯定的是脖子肌肉異常。不過，現實的情況是，大部分醫生都檢查不出脖子異常這個問題點。

39歲的男性B先生，只要天氣一變，就會覺得特別的不舒服。經常全身倦怠，起不了床，連上班都沒辦法去上。異常發汗、頭昏、頭暈，甚至微微發燒，感覺好像快感冒了。他總共看了12家醫院，病況卻絲毫沒有得到改善。

經過我的診斷，發現他果然也是脖子有問題。入院時多達20種的症

狀，經過治療後，陸續地消失。入院5週後，輕微發燒已經沒有了，頭暈、異常發汗的狀況也改善不少。出院時，就只剩頭還覺得有一點重，但已經可以過正常的生活了。

病例 ③ 看似好吃懶做的「慢性疲勞症候群」竟然根治了

近年來，文明病的新病狀「慢性疲勞症候群」引起大家的關注，因為太多人罹患了原因不明的身心症狀。究其病因，有人說是病毒，有人說是壓力，各種說法莫衷一是。但是你知道嗎？透過脖子僵硬病的治療，95%慢性疲勞症候群的患者都可以治好。

48歲的男性C先生，被診斷具有慢性疲勞症候群等其他毛病，跑來東京腦神經中心。他的脖子僵硬情況十分嚴重，就算睡一整晚，身體還是感覺很累，連續好多天都起不了床，到最後連班也沒辦法上。周圍的人都以為他只是在偷懶，為此，C先生感到身心俱疲，精神上竟開始出現憂鬱的症狀，整個人都很沮喪，只覺得做什麼事都提不起勁來。

我對C先生施以「脖子僵硬病」的治療，經過3個星期後，他每天都

| 病例診療室 | 12

可以精神奕奕地起床了，6個星期之後，他已經完全恢復了正常的生活。

病例 4 5 以為永遠治不好的「失眠」、「暈眩」痊癒了

失眠和暈眩，也是脖子僵硬病常出現的症狀。不過，去到各類醫療院所就診，往往都找不到原因，也得不到有效的治療，因此自認為「天生體質如此」而放棄治療的人，可說不在少數。

54歲的男性D先生，因為原因不明的失眠和鬱悶而無法正常工作。經由診斷，發現他果然得了「頸部神經根症候群」。入院兩週後，D先生的憂鬱症狀戲劇性地消失了。脖子的肌肉異常也在4個星期後不見了，直到第5週，原本一直服用的抗憂鬱藥已不需要再服用了。

65歲的女性E女士，從7年前開始經常感到暈眩。她無法維持同樣一個姿勢太久，就連坐著不動，都覺得身體在晃動。頭暈的時候，是天旋地轉，躺著的時候，則覺得身體一直在往下墜。這讓E女士整個人變得很煩躁，做什麼事都無法持續。

E女士來醫院就診的時候，她的瞳孔近乎全開，對光幾乎沒有反應。

13

病例 ❻ 藉由治療「脖子僵硬病」，憂鬱症奇蹟似的康復了！

「憂鬱」的人口，正爆發性地增加中。其中有大半是「新型憂鬱」，它占了「憂鬱症」的90％以上。去看精神科被診斷為「憂鬱症」，抗憂鬱的藥也吃了，心理諮商也做了，但就是治不好的大有人在。他們大部分是因為脖子的肌肉異常，而導致憂鬱的症狀發生。

這跟屬於精神病的「憂鬱症」完全是兩碼子事。明明是「脖子僵硬病」造成的，卻用別的方法來治，當然會治不好了。只要針對頸部肌肉加以治療，98％的病人都可以痊癒。

51歲的女性F女士，從幾年前開始，動不動就感到疲倦，到最後甚至臥床不起。去住家附近的醫院就診，醫生告訴她是「副腎皮脂荷爾蒙異常」，介紹她到大醫院做進一步的檢查。然後，在那家醫院的精神科，她竟被診斷得了「憂鬱症」。

然而，經過一陣子的耐心治療，兩個月後，她已經恢復到幾乎正常的狀態。之後再持續治療一陣子，則完全康復了。

｜病例診療室｜ 14

可是,她過去曾經腦震盪過,加上她經常使用電腦、開車,工作時也一直維持相同的姿勢。我判斷這些才是造成她生病的原因。來我們醫院治療兩個月後,她憂鬱的症狀就完全消失了,抗憂鬱的藥也不再服用,之後,長達5年的時間,她都沒有再發作過。

脖子是萬病之源

被醫界忽略的頸部肌肉與神經腺體

為什麼會有那麼多人如前所述，為不明原因的疾病所苦呢？那是因為不知道「脖子僵硬病」的醫生太多了。說到底，都是因為醫界長年對「頸部肌肉」存在著偏見。

事實上，認為「脖子肌肉不可能是生病的原因」，乃醫界長期以來的共識。大學的醫學院在教解剖課時，也都省略掉脖子的部分。持有醫生執照，卻不知道脖子各部位肌肉名稱的醫生占大多數。這點，是經過我多方詢問才確認的。令人遺憾的是，大部分醫生都不具備頸部組織的相關知識，因此，大部分醫生當然也就不知道「脖子僵硬病」是什麼了。

我的醫院，經常湧入許多為不明原因疾病所苦的患者。他們因為身體的種種不適，跑遍了各家醫院，可是不管去到哪裡，始終查不出病因。一般的情況是，醫生開給他們緩減症狀的藥，暫時應付了事。但是

沒有醫生可以清楚告訴他們生病的原因。因為找不出原因，很多人甚至被建議去看身心科或精神科。

不想得到「脖子僵硬病」、遭受誤診的風險的話，就必須讓脖子的肌肉維持正常。特別要注意的是，不要讓它「受寒」。換句話說，無論在什麼季節，都必須讓脖子經常保持溫暖。脖子一旦受寒，就會有一堆毛病出來，請千萬小心「脖子是萬病之源」。

脖子溫暖，青春和健康立即年輕10歲！

溫熱自療打通一身健康

就像前面所說的，「脖子僵硬病」在這之前沒有人知道，是一種新的疾病。而這種脖子僵硬病，正是很多原因不明病之主因。

現在，「脖子僵硬病」的治療法已經研發出來了，這也代表許多為原因不明的疾病所苦的人，有可能因此得到解放。

事實上，得知這個消息後，許多患者真的不遠千里而來。他們有來自英國、法國、荷蘭、比利時、挪威、美國、墨西哥、台灣等各地的病患。

「脖子僵硬病」，不但會讓你全身不舒服，還會併發憂鬱等精神病狀，是一種會讓身、心同時出現異狀的可怕疾病。在日本，每年有超過3萬人自殺，且年年不斷增加中，可以說「脖子僵硬病」是主要的原因之一。我治療的患者裡面，就有很多人告訴我，他們曾經自殺未遂或考慮要自殺。

我們要在病情還沒有那麼嚴重之前，就認知到有這麼一個叫做「脖

子僵硬病」的新型疾病。要小心，不要讓自己得了這萬病之源的「脖子僵硬病」。

尤其現代人，任誰都有可能得到「脖子僵硬病」。電腦、手機、智慧型手機、掌上遊戲的普及，都是造成脖子生病的原因。脖子一旦生病，自律神經的運作就會失常，唯有把脖子照顧好了，自律神經對全身機能的支配與協調，才能維持正常運作。

脖子溫暖，自律神經恢復正常後，身體內部的自動調節機能就會提升，食道、胃、腸的狀況變好了，血液確實循環到身體的各個部位。腦活化了，記憶力和注意力增加了，對老年人而言，更可預防癡呆的發生。比方說，讓脖子溫暖，自律神經恢復正常的好處可說是延伸性的。

自律神經失調，會使腸胃的功能變差。

胃的消化液如果分泌量不足，這種狀況一直持續下去，就會引起胃方面的疾病，最可怕的便是胃癌。此外，腸的功能不佳，則容易引起便祕、潰瘍，甚至是直腸癌。

反過來說，照顧好脖子，徹底養成「保暖」的好習慣，就可以預防

癌症的發生。

透過治療，脖子的狀況變好了，還有一個意想不到的好處。大部分的女性患者都會反應說：大家都問她，是不是用了什麼新的美容方法？

此外，當自律神經恢復正常時，會好像換了個人似的，變得年輕又美麗。一般人看起來會年輕個十歲，效果更好的，甚至會年輕個二十歲。由於身心都恢復了健康，自然笑顏逐開。皮膚的狀況變好了，膚色健康有光澤，就代表著青春、活力由裡而外散發出來。

我希望每個人的身心都健康，過著充實、幸福的人生。希望透過這本書，可以把關於脖子僵硬病的知識和治療方法帶給大家。

第1章

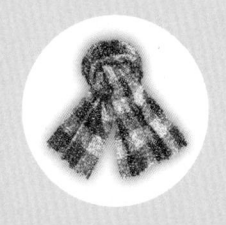

你生病，全是因為「脖子」！

慢性病、頑固病、莫名病、身心失調，問題都出在頸部肌肉異常

70％的「頭痛」從脖子就可以治好

據說日本約有3000萬人有「頭痛」的毛病。換句話說，每3～4個日本人裡面，就有一人為頭痛所苦。而70％的頭痛，一般稱之為「緊張型頭痛」。一直以來醫界都認為，這種頭痛是長時間維持同一姿勢造成身體壓力，或煩惱、不安等心理壓力所造成的。

然而，根據我的研究，發現脖子的「頭半棘肌」（脖子後面、最大塊的肌肉）疲勞，引發的過度緊張才是原因。

頭痛的最大原因，主要在於脖子肌肉的緊張和收縮，也就是脖子的肌肉異常。因此，我把「緊張型頭痛」又叫做「頸性頭痛」。

像這樣為頭痛所苦的人，因為找不出原因，始終無法治癒，很多人都心灰意冷地抱著「只能一輩子跟它耗下去」的心態。

也有病患自從懂事以來，就一直有頭痛的毛病，跟它纏鬥了50年，已經不抱任何希望，但是在接受頸椎症候群（脖子僵硬病）的治療之後，

【緊張型頭痛的特徵】

＊從後腦勺到頸椎，有刺痛感。
＊頭好像被勒緊似的，感到壓迫、沉重。
＊頭好像被箍住的痛。
＊每天長時間、持續性的疼痛。
＊一到傍晚就特別痛。
＊以前額為中心，感到鈍痛。

【例外狀況】

「偏頭痛」多屬荷爾蒙問題，保暖脖子會造成反效果

只要把脖子保暖好了，就可以預防「緊張型頭痛」。但是，如果是「偏頭痛」的話，去保暖脖子反而會造成反效果，這點要特別注意。

罹患偏頭痛的人約有80％是女性。她們的年齡大多落在20～40歲之間，發作期可能從初經一直到閉經，年紀越大，越不容易有偏頭痛是其特徵。

懷孕後就不再有偏頭痛，生產完後卻再度復發的例子很多，由此可見，偏頭痛應該是和卵巢荷爾蒙及月經有關。不過，因為確切原因還不是很清楚，所以也就沒辦法完全根治。

偏頭痛又叫做「血管性頭痛」，會伴隨脈搏感到抽痛是其特徵。各種頭痛裡面，偏頭痛占不到30％。

終於恢復健康，不禁喜極而泣的例子，可說是不勝枚舉。

醫生沒有發現這個病灶，就算求助於專門治療頭痛的門診，頂多也只是拿藥回家而已。而且，那個藥方有吃才有效，永遠沒有「治癒」的希望。

如果能夠發現「脖子」這個關鍵，把「脖子僵硬病」給治好，頭痛才有可能完全地消失。

此外，之前從來沒有頭痛的經驗卻突然頭痛，甚至併發嘔吐、痙攣、神經麻痺等症狀的話，就要特別注意了。那有可能是「蜘蛛膜下出血」、「腦瘤」、「腦溢血」、「腦炎」之類的重病，必須趕緊去看醫生，接受檢查才是。

前面說了一堆有關「頭痛」的事，但有一點請務必記住：70%的頭痛是「脖子僵硬病」造成的。

深受慢性頭痛所苦的人，請先懷疑自己是不是得了「脖子僵硬病」。

耳鼻喉科治不好的「頭暈」、「目眩」98％可以痊癒

一般有「頭暈」、「目眩」現象的患者，都會跑去看耳鼻喉科。因為掌管人類平衡感的器官是內耳，所以，大家都把頭暈、目眩的原因歸咎於內耳的異常。

事實上，在耳鼻喉科被診斷為患有「梅尼爾氏症」(Meniere's disease)或「梅尼爾氏症候群」的人應該不在少數。

我從30年前就一直主張梅尼爾氏症候群壓根就不存在。如今，在耳鼻喉科，這個名詞也已經很少被使用了。

感覺天花板在旋轉，發作時被救護車送往醫院的患者，醫生會幫他靜脈注射一種名叫 Meylon 的藥劑，讓暈眩暫時止住。

可是，回到家後，不到幾天的時間，很多人會再度感到天旋地轉，很快就又發作了。

【暈眩症典型症狀】

- 天花板在旋轉。
- 簡直就像踩在雲朵上似的，站都站不穩。
- 好像一直在坐船似的，整個人暈沉沉的。
- 感覺地面在搖晃，馬路像波浪般起伏
- 就連睡覺的時候，也覺得身體一直在往下墜。

有上述症狀，都可經由「脖子僵硬病」的治療得到痊癒。

像這種暈眩不斷發作的人，其實是可以藉由脖子肌肉的治療而痊癒的。

有人會吃醫生開給他們的抗暈藥，可是不是「Meniace」、「Merislon」還是「Travelmin」，都是有吃才有效，不吃就沒效。

梅尼爾氏症，被認為是內耳淋巴液分泌過多所造成的。

然而，真正得到梅尼爾氏症的人可說是少之又少。

其他許多患者，只因為暈眩的症狀跟梅尼爾氏症很像，所以，從以前就一律被當成「梅尼爾氏症候群」來治療，當然是怎麼吃藥也治不好。

頸肌異常、脖子僵硬，才是「頭

暈」、「目眩」主要的病因。在誤診的情況下，暈眩的患者被誤導治療的方向，為了減輕內耳的淋巴水腫和排水不良，很多人會長年吃一種名為「Isosorbide」的利尿劑。然而，大部分暈眩靠 Isosorbide 是治不好的。

原因就在於，「脖子僵硬病」才是頭暈目眩的主要原因。

連耳鼻科醫生對頸部肌肉都不是很了解，也難怪他們不知道暈眩大多是因為脖子出問題了。

長年看耳鼻喉科，卻始終治不好的患者，來到我醫院進行「脖子僵硬病」的治療後，頭暈目眩、重心不穩的症狀一下子就消失了。

事實上，98％的暈眩問題都被我治好了。

所謂「更年期障礙」，有60%是脖子僵硬病造成的

身為女人，只要超過某個年齡，就會有一堆不適的小毛病出現。發熱、潮紅、心悸、氣喘、盜汗、怕冷、頭痛、暈眩、失眠、恐慌、焦慮、心情低落、耳鳴、血壓不穩、腰痛、肩膀僵硬、關節痛、肌肉痛等，不適的症狀數都數不清，醫生卻一概以一句「更年期障礙」便交代了事。

更年期障礙指的是女性停經之前，因荷爾蒙失調，而引發的各種不適症狀。

是否有更年期障礙，只要檢測血液中荷爾蒙的濃度便可得知。當卵泡荷爾蒙的雌激素（Estrogen）減少，促卵泡激素（FSH）增加時，便會出現更年期障礙。不過，事實上，真正荷爾蒙失調的人只占40%，剩下的60%，是因為其他原因而出現了上述的症狀。

如果你出現更年期障礙的症狀，但荷爾蒙檢查卻很正常時，請先懷

疑自己是否得了「脖子僵硬病」。

換句話說，造成那些症狀的真正原因，其實是脖子的肌肉異常。可以大膽假設，60％的更年期障礙是脖子造成的。

如果原因是「脖子僵硬病」的話，就可以治好。所以，再也不用為了一些莫名其妙的小病痛而感到苦惱了。

「早發性更年期障礙」、「男性更年期障礙」也可能是脖子僵硬病造成的。

近年來，經常聽到「早發性更年期障礙」或「男性更年期障礙」這類的名詞。「早發性更年期障礙」，指的是荷爾蒙失調，雖然還不到停經的年齡，卻已經出現類似更年期障礙的症狀。

同樣的，「男性更年期障礙」也是因為精巢荷爾蒙（睪固酮）的濃度太低，而導致相同的症狀。究其原因，有壓力太大、抽菸、運動過度、太瘦或太胖等各種說法。

不過，實際的情況是，有這些毛病的人，並無法確定真的是生病了。

就連醫生都會懷疑這樣的病到底算不算是病。

在別家醫院被診斷為早發性更年期障礙，或男性更年期障礙的患者，來到東京腦神經中心做診察，會發現他們大部分都是脖子肌肉異常。而經過脖子肌肉的治療後，很多人都痊癒了。

也就是說，這些患者大部分是因為脖子肌肉異常得到了「脖子僵硬病」，這樣的可能性非常高。

因此，只要把「脖子僵硬病」徹底治好了，那些不適症狀就有可能痊癒。

當被診斷為「早發性更年期障礙」或「男性更年期障礙」時，最好先懷疑可能是「脖子僵硬病」造成的。

我的患者裡面，有一位年過50的太太。她自從停經之後，就經常感到焦慮不安，且情況越來越嚴重。去了好幾家醫院檢查，都說她是更年期障礙，可是症狀卻絲毫不見改善。

然而，她來我醫院做了「脖子僵硬病」的治療，約兩個月後就完全好了。這樣的例子屢見不鮮。

尤其在婦產科，依據這些症狀進行檢查，最後得到的答案一律都是更年期障礙。但是懂得提出懷疑，改而進行「脖子僵硬病」的治療，徹底擺脫為一堆毛病所苦的生活，這樣幸運的病人還蠻多的。

就連原因不明的「慢性疲勞症候群」，95％也可以治癒

你們之中，有沒有人身體倦怠到起不了床，就算睡了一整晚依舊無法上班、上學的呀？

全身感到強烈倦怠感或疲勞感的病，稱為「慢性疲勞症候群」。慢性疲勞症候群的患者，會有6個月以上，感到強烈的倦怠感或疲勞感。很多人會同時併發憂鬱症、記憶力衰退、失眠等症狀。

其實，引發慢性疲勞症候群的原因還不清楚。因此，也就沒有特定的治療方法。目前慢性疲勞症候群的治療，一般都是採取吃維他命 B_{12}、維他命C、中藥調理，或服用抗憂鬱藥等治標方法。

我在想，造成慢性症候群的原因，該不會也是「脖子僵硬病」吧？這點，從數據確實得到了證明。在別家醫院被診斷為慢性疲勞症候群的患者，來到我的醫院接受脖子治療後，很快症狀就消失了。而且，慢性

疲勞症候群的治癒率高達95％！

為什麼只要治療「脖子僵硬病」，慢性疲勞症候群就可以治好呢？具體的關聯性還不是很清楚，乃今後必須研究的重要課題。不過，既然有這麼高的治癒率，我們可以肯定地說：「脖子僵硬病」是造成慢性疲勞的原因之一。

「血壓不穩」的治癒率幾乎高達100%

因為血壓不穩而感到苦惱的人,在當今社會應該也很多吧?

血壓之所以異常,是因為自律神經異常。換言之,根本的原因,還是出在「脖子僵硬病」上。

說到血壓「不穩」,指的是血壓高低起伏很大。病情嚴重的人,高的時候血壓可能超過200;低的時候,卻有可能在同一天之內降到100以下。

血壓一旦超過200,就會有「腦溢血」的風險產生。其他像是「腦梗塞」、「心肌梗塞」、「蜘蛛膜下出血」等,都是會危及生命的病,千萬不可置之不理。

一般的處置方法,是吃降壓藥讓血壓降下來,可是如果降得太低,也會有性命的危險,因此,不知該怎麼開藥,似乎是很多內科醫生的困擾。

所以,想用降血壓藥物讓不穩的血壓恢復正常,簡直比登天還難。

第1章 你生病,全是因為「脖子」! 34

除了我的醫院以外，不管去到世上的哪一家醫院，都不可能徹底治好血壓不穩。因為，自律神經失調是沒辦法單靠藥物治療的。

我在2008年10月的第61屆「日本自律神經學會」發表的醫療方法，是目前為止唯一有效的方法。在那之前，根本就沒有治療自律神經失調的方法。

因此，患者就算去到醫院做了檢查，也找不出造成血壓不穩的原因，沒有具體有效的治療法，只能放任病情不管。

更糟糕的是，有的醫生會診斷說是「壓力過大造成的」，完全搞錯了方向。

血壓過高時，讓血壓穩定下來很重要

當醫生會用到「壓力」這個詞時，代表他不清楚你生病的原因。這點，我從去過一堆醫院，輾轉來到東京腦神經中心的患者口中，便可清楚得知。

血壓過高的時候，首要之務是讓血壓先穩定下來。但是如果是血壓不穩的話，便無法使用降壓藥，這會讓多數的醫生在治療上無從下手。

求助於我的患者，經過我的治療後，幾乎百分之百血壓都穩定了下來。其中，有人一直維持在很高的數值，不過，只要穩定之後，再用降壓藥降下來就可以了。最高130、最低70，讓血壓回復到理想、穩定的狀態是有可能辦到的。

換言之，只要治好「脖子僵硬病」，就可以從每天擔心血壓不穩的害怕中解脫了。

「鞭打症」使用固定脖子的治療方法，只會使病情更惡化

加拿大魁北克醫學報告將聽來怪異的「鞭打症」，定義為是一種因為意外事故，導致頭頸部突然使力往一個方向移動後，再反彈回另一個方向時，對肌肉韌帶等結締組織所造成的損傷，常見於車禍意外。

最具代表性的治療法，就是「牽引治療」。然而可惜的是，牽引療法只會讓因鞭打症而受傷的肌肉再受一次外傷。在治療鞭打症時使用牽引療法，因而衍生出一堆小毛病的患者還蠻多的。

「頸圈（Collar）療法」，也是很多醫院會拿來治療鞭打症的方法。頸圈療法，指的是用頸圈將脖子固定住。

早在30年前，我就已經提倡：「鞭打症不要把脖子固定住，反而會比較容易治好。」1994年加拿大的「魁北克報告（Quebec Report）」，針對鞭打症發表了大規模的調查成果。其內容提到：「把脖

37

子固定住，只會延長治療的時間。」跟我的意見不謀而合。如今，這樣的想法已經成為世界的常識，不過，還是有很多醫生推薦「頸圈療法」，這也是不爭的事實。

至於「阻斷（block）注射」，我也不推薦。阻斷注射即「神經阻斷術」，是將藥液（如局部麻醉劑）依解剖劃定之位置，注射於神經纖維周圍，以阻斷近心性及遠心性刺激，使疼痛得到緩解。這種方法，說穿了只是暫時把疼痛消除而已。其實，當肌肉感覺到痛時，正是藉由痛的訊號來提醒你：「請不要再加重肌肉的負擔了！」止痛只是自欺的作法，並沒有根治的作用。

透過我發明的「頸部肌肉療法」，可以讓90％的患者恢復到事故前的狀態，剩下的10％，即使不能回到事故前的狀態，也會有大幅的改善。

第1章 你生病，全是因為「脖子」！ 38

「腹瀉」、「便祕」竟然也可以靠脖子來解決

許多人因為慢性的「腹瀉」、「便祕」而感到苦惱。從結論來說，這類的腹瀉、便祕也多是「脖子僵硬病」造成的。聽我這麼說，肯定會有人一臉詫異地問：「怎麼脖子和腸子又扯上關係了？」

當脖子的肌肉發生異常時，自律神經便會跟著失調，這在前面已經做過多次說明。而由於自律神經裡面，掌管消化器官的副交感神經功能不彰，使腸子的蠕動變慢，於是，便祕就容易產生了。

理論上來說，應該是便祕的情況比較多，可是實際上，也有患者的困擾是拉肚子。

總之，它們都是自律神經失調造成的現象。患者裡面，也有人是腹瀉和便祕兩種合併發作的。

不光是腸子的蠕動，接下來要介紹的淚液分泌，患者也是出現兩極

化的症狀，因此，很難一概而論。這其中的原因，到現在還不是很清楚。

不過，經過「脖子僵硬病」的治療，患者腹瀉和便祕的情形都能得到改善，

所以，病因起源是「脖子僵硬病」，這點應該是不會錯的。

慢性「乾眼症」、「眼睛疲勞」，只要治療脖子僵硬病就能康復

目前會覺得眼睛很乾，得到所謂「乾眼症」的人應該不少。乾眼症指的是「眼淚分泌量變少，眼睛十分乾燥」的症狀。大概是因為電腦、隱形眼鏡十分普及吧？據說日本約有800萬人有乾眼症的困擾。

淚液的分泌，同樣也是受到自律神經的支配。換句話說，因為「脖子僵硬病」造成自律神經失調的話，就很容易得到「乾眼症」。

從淚腺分泌出眼淚的動作，是副交感神經作用的結果。因為脖子肌肉異常，使得副交感神經功能低下，於是眼淚的分泌停止了，或是變少了，這樣推論還蠻合理的。

不過，也有少數症狀剛好相反，反而是眼淚分泌過多。跟前面講的腸道蠕動一樣，為什麼會出現兩極化的症狀，這其中的原因並不清楚。

不過，透過「脖子僵硬病」的治療，大部分患者都可成功治癒。

「眼睛疲勞」原因也有可能是「脖子僵硬病」

長時間使用電腦,持續看很小的字,都會使眼睛疲勞。這種只是單純的眼睛疲勞,只要點眼藥水,或是讓眼睛多休息,自然就會好了。不過,出現慢性眼睛疲勞的人,就要懷疑是不是得了「脖子僵硬病」。

這種情形,靠眼藥水或是讓眼睛休息是治不好的。除非改善根本的原因,否則有一半人的眼睛,會一直處於疲勞的狀態。

透過脖子僵硬病的治療,可以順利解決眼睛的問題

「因為瞳孔持續放大,使得眼前一片模糊。」或是「在很亮的地方,刺眼到眼睛睜不開。」從這些陳述我們可以判定,眼睛的疲勞跟瞳孔打開的程度有一定的關係。

副交感神經的功能低下時,瞳孔容易打開。我在東京腦神經中心的門診,就經常看到有人瞳孔全開,就算對著燈光也完全不會縮瞳(瞳孔

第1章 你生病,全是因為「脖子」! 42

我們的眼睛，會自動調節進入的光線量。當光線強時，瞳孔會縮小；光線弱時，瞳孔會自動放大。瞳孔的功能，就好比照相機的光圈。

可是，若因「脖子僵硬病」引起自律神經失調，這自動調節的功能便會喪失。即使在很亮的地方，瞳孔依舊保持在放大的狀態。

當眼睛出現毛病時，我們會選擇去看眼科。不過，因為原因不是出在眼睛，而是出在脖子，所以，就算去看眼科也無法得到有效的治療。點眼藥水什麼的，只有一時的療效，治標卻不治本。眼科醫生裡面，也有不少人連瞳孔都不檢查的。

看過無數間眼科，終於輾轉找上我的這些患者，藉由「脖子僵硬病」的治療，眼睛的問題都得到了解決。

由這點可以證實，眼睛的健康和「脖子僵硬病」有非常密切的關係。

「心悸」、「心動過速」、「恐慌症發作」，也可能是脖子僵硬病造成的

因為「脖子僵硬病」而引起自律神經失調時，連帶地也會使脈搏的調節發生異常。

比方說，運動完後，因為需要輸送比較多的血液，脈搏自然會跳得比較快。相反的，放鬆的時候，脈搏跳得比較慢，才是正常的狀態。

可是，自律神經失調時，會造成交感神經比副交感神經活潑，讓身體即使沒在動，脈搏也會突然間跳到140或150。這樣的症狀被稱為「心悸」、「心動過速」。由於這類的心悸或心動過速也是「脖子僵硬病」造成的，因此只要治療脖子，脈搏便可恢復正常。

此外，當心悸或心動過速很嚴重時，「恐慌症」也有可能同時發作。心跳加速、呼吸困難、冒冷汗、擔心「自己是不是快要死掉」而感到恐慌。

事實上，詢問恐慌症發作中的患者會發現，有80％的人會說自己出現了

第1章 你生病，全是因為「脖子」！ 44

心悸、心動過速的症狀。

　恐慌症發作，光是靠服用鎮定劑等藥物治療，或做心理諮商等精神治療，是無法痊癒的。被診斷為恐慌症發作的患者，在我的醫院經過「脖子僵硬病」的治療後，有98％的人可以治好。

90%的「憂鬱症」並不是精神疾病

要是我說「憂鬱」也可以靠治療「脖子僵硬病」治好，你肯定會嚇一跳吧？在進一步說明之前，先來了解一下什麼是「憂鬱」。

憂鬱，分成屬於精神疾病的「憂鬱症」和「自律神經性的新型憂鬱（頸椎性新型憂鬱）」。「憂鬱症」，是原因不明的精神疾病，也可稱為「大憂鬱症」或「真性憂鬱症」。

很遺憾的，造成憂鬱症的原因到現在還不是很清楚，因此，並沒有明確的治療方法。只能治標不治本的，借助抗憂鬱藥等藥物療法，或是心理諮商等來緩解症狀，與它長期抗戰下去。

不過，自律神經性的新型憂鬱（頸椎性新型憂鬱）就不同了，已經清楚知道憂鬱症發作的原因。只要把「脖子僵硬」這個原因去除掉，憂鬱便消失了。

因為病因不同，治療的方法也完全不一樣。這兩種憂鬱，有清楚區

分的必要性。

我把因為「脖子僵硬病」造成的憂鬱，稱為「自律神經性新型憂鬱（頸椎性新型憂鬱）」。在東京，隨便一個地鐵站附近，就有10間以上的身心科。可見近年來，憂鬱症有急速增加的趨勢。在我看來，大部分患者得的都是自律神經性的新型憂鬱。因為就醫學的角度而言，真性憂鬱症不可能一下子大爆發。

現實的情況是，大部分精神科或身心科，不會去區別「自律神經性新型憂鬱」和「憂鬱症」的差別。因此，治療新型憂鬱時，用的也是同樣的藥物和精神療法。也難怪，明明可以治好的症狀，後來也治不好了。換句話說，被診斷為憂鬱症的患者，有很多其實是得了「自律神經性的新型憂鬱」。

自律神經性新型憂鬱的起因，是「脖子僵硬病」

就像前面我一再強調的，頭痛、暈眩、血壓不穩、慢性疲勞等症狀，

都是「脖子僵硬病」造成的。而以這些身體的症狀為引子，出現在精神方面的症狀，就是自律神經性新型憂鬱（頸椎性新型憂鬱，這樣的人正急速增加中。

自律神經性新型憂鬱（頸椎性新型憂鬱）的患者，已經清楚知道病因，因此，只要把脖子肌肉的問題徹底解決掉，之前的症狀就會像脫胎換骨般獲得改善。

我的患者裡面，有人曾經住過精神病院，自殺未遂的也一大堆。他們大多在精神科、身心科做過治療，卻始終治不好。不過，在我醫院接受「脖子僵硬病」的治療後，他們一下子全好了，開心地帶著笑容出院。

罹患真性憂鬱症的患者，世上並沒有那麼多。當你覺得「自己可能得到憂鬱症」的時候，不妨先懷疑有沒有可能是「脖子僵硬病」造成的。憑我治療過這麼多患者的經驗，我可以很肯定的說：被診斷為憂鬱症的患者，有90％是屬於原因出在「脖子僵硬病」上頭，屬於自律神經性新型憂鬱。

真性憂鬱症不是我的專長，我無法治療，不過，如果是自律神經性新型憂鬱（頸椎性憂鬱）的話，就有可能治好。

最近,「假面憂鬱」這個名詞也經常被用到。特別是在壓力大的上班族之間非常盛行。被診斷為假面憂鬱的患者,外表、情緒上看不太出有憂鬱的症狀,卻以自律神經為中心,全身上下都不對勁。頭痛、肩膀僵硬、慢性疲勞、睡眠障礙、腹痛等,一堆莫名其妙的小毛病,身心非常不適和不安,感覺離憂鬱只差一步。這是一種自律神經失調表現於外,憂鬱症隱藏於內的狀態。

不過,一路讀到這裡的讀者,您應該已經發現:假面憂鬱的症狀,幾乎跟頸椎症候群的症狀一模一樣。換句話說,造成假面憂鬱(輕度憂鬱)的原因,也是「脖子僵硬病」。

此外,只有工作時會憂鬱,一放假就活力十足的人也變多了。這種憂鬱,精神科叫做「非典型憂鬱」。也有人把它叫做「偷懶病」,得到這種病的人,經常會受到周遭親友的責難。

要擔責任的工作做不來,可是跟朋友去吃飯、喝酒就沒有問題。不過,這也是「脖子僵硬病」的特殊症狀之一。

既然已經弄清楚造成憂鬱的原因,我想「假面憂鬱」、「非典型憂鬱」

「自律神經性新型憂鬱」也有可能引起自殺

自律神經性新型憂鬱（頸椎性新型憂鬱），可不一定都是輕度的。嚴重的話，甚至會達到「大憂鬱」以上的程度，也有人好幾年都關在家裡、足不出戶的。更嚴重的，甚至會想要自殺。別小看這自律神經性新型憂鬱，它也是會引起自殺的疾病。所以，把「脖子僵硬病」治好，意味著可以保住一命。

在我治療的患者裡面，有很多自殺未遂的，大部分人都說曾經考慮過要自殺。治療後，他們大都笑著對我說：「當時沒死成，真是太好了。」

自律神經性新型憂鬱患者的自殺比例，跟真性憂鬱的患者相比，確實高出許多。只要一想到每天有高達90人次自殺，而他們大半都是自律神經性新型憂鬱症的患者，我就覺得心痛。只要有正確的治療，其實他們都可以康復，並擁有幸福的人生。

「纖維肌痛症」被誤診的機率相當高

2007年，知名的女主播自殺了。報導說，該名主播罹患了「纖維肌痛症」，因為受不了那種疼痛而自殺。

纖維肌痛症的特徵，便是全身會出現難以忍受的劇痛。只要有人輕輕地碰你一下，或是被自己的衣服不小心摩擦到，都會痛到不行。患者以中、老年的男性居多，據說日本約有200萬人有纖維肌痛症的困擾。

不過，造成纖維肌痛症的原因，還不是很清楚。所以，也就沒有確切的治療方法，甚至連特定的診斷檢查方法也還沒有出現。

我在想，號稱200萬人的患者裡面，不可能全部都是纖維肌痛症吧？理由很簡單，只要看劇痛以外的症狀就知道了。頭痛、慢性疲勞、睡眠障礙、自律神經失調、憂鬱傾向、過敏性腸炎、乾眼症等，這些都是「脖子僵硬病」會出現的症狀。

很多在其他醫院被診斷為纖維肌痛症的患者，紛紛來到我的醫院。

經過觸診後發現,他們的脖子肌肉異常現象都很嚴重。如果問題是出在脖子肌肉的話,那就不是纖維肌痛症,而是「脖子僵硬病」,是有可能完全治好的。

被診斷為「適應障礙」的雅子妃，其實也是得了脖子僵硬病

被我發現的「脖子僵硬病」，還是很新的疾病。雖然這種病在很久之前就已經有人發現了，而硬是給它取了別的名字，這種病，卻因為醫生不知道已經有了，卻沒有人知道。而且明明就是造成醫界治療資訊上難以互通。像前面講的「自律神經性新型憂鬱」，其實就是「脖子僵硬病」的一種症狀。

還有，被診斷為「適應障礙」的雅子妃也是。她得的明明就是「脖子僵硬病」，卻被叫做「適應障礙」的病名，並以精神科醫師為主治醫師，持續做精神方面的治療。可是，她的病因又不是精神病，而是脖子肌肉異常，也難怪會治不好了。

為什麼我敢說她是脖子肌肉異常呢？從至今報導雅子妃的症狀中，我發現有 7 項吻合脖子發生病變時會出現的症狀。

① 大白天就躺在床上

當脖子肌肉發生異常時，就算坐著都覺得難受。因為無法支撐像保齡球一樣重的頭。這種症狀，是最常出現在「脖子僵硬病」的特殊症狀。

② 原因不明的發燒，很容易感冒

這也是經常出現在「脖子僵硬病」的特殊症狀。就算驗血，把所有想到的檢查都做了，還是找不出發燒的原因。

除了發燒以外，「脖子僵硬病」的主要症狀是自律神經失調，會讓患者無法自動調節體溫，一不小心就會感冒。

③ 明明處於安靜的狀態，心臟卻突然跳得好快，這是「心動過速」

突然間心臟跳得好快，這也是「脖子僵硬病」的特殊症狀之一。明明安靜坐著，脈搏卻突然飆到一分鐘150下以上。

像這樣，心動過速的情況一再發生，會讓患者突然感到很不安，冷汗直冒，呼吸困難，想說自己是不是快要死了，嚴重的話，甚至會引起

第1章 你生病，全是因為「脖子」！ 54

恐慌症的發作。

④ 天氣變差前夕，症狀會加重

這也是「脖子僵硬病」常見的特徵。其中的機制尚不清楚，不過，我想應該跟氣壓有密切的關係。天氣轉壞的前一天，氣壓會開始下降，一堆「脖子僵硬病」的症狀會特別明顯，身體會開始不舒服。等雨降下來後，就算氣壓低也沒有關係，只要維持穩定，症狀就會改善許多。

⑤ 發病的過程

檢視雅子妃漫長蟄伏的發病過程，會發現它跟「脖子僵硬病」就是一樣的。

⑥ 無法執行公務，卻可以跟好朋友輕鬆地吃飯、喝茶

「脖子僵硬病」還有一種特殊症狀，就是要扛責任的事一律做不來，可是一到傍晚，就有如生龍活虎一般，跟朋友喝酒啦、吃飯啦，怎樣都行。

看在上司眼裡，只會覺得這傢伙「好吃懶做」，但其實這也是「脖子僵硬病」的特徵。

⑦ 家人或周遭的人不了解他們的病情

這也是「脖子僵硬病」的患者異口同聲向我抱怨的事。自己已經痛苦到快要死掉了，周遭的人卻覺得他一點病也沒有。就算覺得他生病了，也認為其實沒有那麼嚴重。於是，他和周遭的人關係越來越差。這使得「脖子僵硬病」的患者處於孤立無援的處境。

聽他們說，入院接受治療後，由於周遭都是跟自己有相同遭遇的病人，大家互相加油、打氣，心情也跟著輕鬆了起來。

雅子妃的病拖了很久，和雅子妃有相同症狀的人被治好了之後，都會問我說：「醫生，你怎麼不告訴雅子妃，有這麼一種新的病被發現了？」同樣的話，無數的患者都曾向我說過。雖然報導的內容未必正確，但雅子妃得的是脖子僵硬病，基本上應該是沒錯的。這一點，來我這裡

治療「脖子僵硬病」的患者口中經常說到：「我和雅子妃殿下有同樣的症狀。」便可以得知。正所謂同病相憐，有同樣病情的人一看便知，他們都覺得「雅子妃得的是脖子僵硬病」。

其實，就在3年前，我曾跟雅子妃的主治醫師、精神科的大野醫師，針對這新發現的病「脖子僵硬病」做過溝通。

那次是某位醫界大老在了解「脖子僵硬病」後，要我「務必讓大野醫師也知道這新發現的病。」還特地幫我們製造了談話的機會。

我跟大野醫生說，我新發現的「脖子僵硬病」跟雅子妃的發病症狀完全一致。而且，相應的治療法也完成了，同樣病情的患者都陸續被治好了。可是令人遺憾的是，並無法得到他的認同。

不過，症狀、過程相同的患者經過這新的方法一治，很多都已經痊癒，這是不爭的事實。

雅子妃的病情一直無法改善，可能就是因為她得的不是精神病，而是「自律神經性新型憂鬱」，卻用一般精神科的方法去治療的緣故吧？

第 2 章

為什麼脖子保暖，病就好了，人也健康了？

顧好脖子，不只輕鬆治好小毛病，連腦中風、癌症、精神疾病都能預防

身體不適，大部分是因為頸部發生異常

是否有這樣的情況，雖然沒嚴重到要上醫院，有時卻感覺下列一堆不舒服的小毛病呢，像是：

◎天氣變化的時候，從前一天開始就莫名地感到不舒服。
◎全身倦怠到不行，沒事就想要躺著。
◎動不動就感冒。
◎站起來就頭暈。
◎早上累到起不來。
◎做什麼都沒勁，無法專心。
◎明明沒怎麼活動，心臟卻突然跳得好快。
◎周遭的人無法理解你的病情。

其實，造成這些症狀的原因，全都是「脖子的肌肉異常」。

脖子其實是腦的一部分，一旦肌肉出現病變，便會引起自律神經的

異常。**換句話說，脖子肌肉是萬病之源，是它引起了自律神經失調。**這件事是我在1987年發現的。

就像前面所說的，由脖子肌肉引發的疾病，我稱它為「頸性神經症候群」。記不了複雜病名的人，就叫它「脖子僵硬病」吧。

脖子肌肉異常是如何引發各種疾病的，我接下來會詳細說明，不過，在這之前，請先回答【頸部健康指數檢測表】，這是根據專業醫療歸納出的問診單。裡面總共有30個問題，請一一填上「是」或「否」的答案。

填妥後，如果「是」的答案有5～10個的人屬於輕度的脖子僵硬病，有11～17個的人屬於中度症狀，18個以上的人則是重度的脖子僵硬病。

尤其是中度、重度的人，有必要立刻尋求積極的治療。

輕度的人也不可輕忽大意，要正視「脖子僵硬病」已經發作的事實。就算是輕度的，也請到設有頸椎症候群的專科門診中心接受診察，或是按照本書第3章的頸部自療法，以及第4章所說的努力改變生活的習慣，要小心不要讓病情加重了。

即使勾選「是」的答案在4個以下的人，也不能就此放心。希望你

能及早警覺地從日常生活做起,把會造成脖子負擔的生活習慣改掉。為什麼呢?

因為不管是誰,隨著年齡的增長,脖子的負擔只會越累積越多。無論是為了保健或是活命,脖子是腦幹延伸的重要環節,每個人實在必須更注意自己的脖子。

日本人很容易得脖子僵硬病

事實上,日本人有容易罹患脖子僵硬病的傾向。箇中理由跟日常生活的姿勢有關。隨著年歲增長,日本人幾乎沒有不駝背的。最近,年紀輕輕就駝背的人也越來越多。特別是跟歐美國家的人比起來,日本駝背的人就是比較多,這是事實。可能是農耕民族和狩獵民族的差別吧?

當我們的背弓起時,頭習慣向前傾。於是,為了讓頭停留在原來的位置上,脖子後面的肌肉就得用力。再者,脖子的肌肉一直在工作,幾乎很少休息。上述情況,將造成脖子肌肉的慢性疲勞,一不小心就會得到脖子僵硬病。

【頸部健康指數檢測表】

請看完以下的問題後，圈選「是」或「否」。

1. 頭很痛、頭很重。　　　　　　　　　　　　　　□ 是　□ 否
2. 脖子痛、感覺很緊。　　　　　　　　　　　　　□ 是　□ 否
3. 肩膀僵硬。　　　　　　　　　　　　　　　　　□ 是　□ 否
4. 動不動就感冒，或常感覺快要感冒。　　　　　　□ 是　□ 否
5. 頭暈目眩。　　　　　　　　　　　　　　　　　□ 是　□ 否
6. 不管走路或站著，都覺得重心不穩。　　　　　　□ 是　□ 否
7. 噁心想吐。　　　　　　　　　　　　　　　　　□ 是　□ 否
8. 晚上睡不著，經常醒來。　　　　　　　　　　　□ 是　□ 否
9. 血壓不穩，忽上忽下。　　　　　　　　　　　　□ 是　□ 否
10. 不耐熱，沒辦法待在熱的地方很久（體溫調節異常）。□ 是　□ 否
11. 容易流汗。　　　　　　　　　　　　　　　　　□ 是　□ 否
12. 就算安靜地坐著，心臟也跳得好快。　　　　　　□ 是　□ 否
13. 眼力不好，看東西很模糊。　　　　　　　　　　□ 是　□ 否
14. 眼睛容易疲倦或痛。　　　　　　　　　　　　　□ 是　□ 否
15. 畏光，眼睛沒辦法有力的睜開。　　　　　　　　□ 是　□ 否
16. 眼睛很乾或太濕。　　　　　　　　　　　　　　□ 是　□ 否
17. 唾液分泌過多或太少。　　　　　　　　　　　　□ 是　□ 否
18. 時常微微發燒（至少37度，38度以上也算）。　　□ 是　□ 否
19. 經常拉肚子或便秘、腹痛，腸胃不好。　　　　　□ 是　□ 否
20. 一天到晚只想躺著。　　　　　　　　　　　　　□ 是　□ 否
21. 經常感覺疲倦，全身倦怠。　　　　　　　　　　□ 是　□ 否
22. 天氣變壞的時候，前一天就開始不舒服。　　　　□ 是　□ 否
23. 做什麼都沒有勁兒，意興闌珊。　　　　　　　　□ 是　□ 否
24. 心情沮喪，悶悶不樂。　　　　　　　　　　　　□ 是　□ 否
25. 健忘、注意力不集中，沒辦法專心在一件事情上。□ 是　□ 否
26. 莫名其妙地感到不安。　　　　　　　　　　　　□ 是　□ 否
27. 煩躁、焦慮。　　　　　　　　　　　　　　　　□ 是　□ 否
28. 沒耐性，沒辦法專心工作或讀書。　　　　　　　□ 是　□ 否
29. 經常頭昏腦脹、手腳冰冷、四肢發麻。　　　　　□ 是　□ 否
30. 胸痛，胸口有壓迫感，胸麻。　　　　　　　　　□ 是　□ 否

勾選「是」的答案：5～10個的為輕度，11～17為中度，18以上為重度。

脖子著涼，什麼疾病都有可能發生

這世上，主打「身體溫暖了，病就可以治好。」的書賣得最好。這樣的觀點並沒有錯，不過，更正確的說法應該是：「脖子溫暖了，病就可以治好。」才對。

為什麼要強調「脖子」呢？

理由非常簡單。脖子是支撐頭的重要部位，人體重要的神經都匯集於此，連接腦和身體的所有神經都得經過脖子。換句話說，脖子是「神經交會的樞紐」。特別是脖子的上半部，可說是「腦的一部分」也不為過。

再者，這些神經的周圍堆疊了好幾層肌肉。只要脖子的肌肉發生異常，其中的神經就會受到壓迫，引發病變。

神經裡面最重要的就屬「自律神經」了。說起自律神經，就好比維持我們生命的自動裝置，舉凡體溫的調節、呼吸、消化、代謝的控制，都由它負責。當脖子肌肉異常時，會引發自律神經的失調，嚴重時，甚

至會危害到我們的生命。

自律神經非常複雜，目前的研究還不是很明朗。就算解剖加以調查，還是有許多未明之處。

我在2008年10月於日本自律神經學會發表之前，有關自律神經失調的治療方法一直沒有確立。造成脖子肌肉異常的原因，醫界的說法也都不同。

有人認為問題出在「一直維持相同的姿勢」，也有人說是「頭部受創」、「過去曾經發生車禍」或「睡眠時間不足」等，可說是眾說紛紜。

不過，矯正脖子肌肉異常的方法卻非常地簡單，只要「保暖」做好就好了。

若脖子肌肉異常十分嚴重，得了「脖子僵硬病」的話，請務必來我醫院就診，接受第5章介紹的治療。不過，如果只是輕度的脖子肌肉異常，想要緩解，不想真的得「脖子僵硬病」的話，只要做好脖子的保暖便已足夠。

我們的身體，遇冷時肌肉會收縮，反之，遇熱時肌肉則會放鬆。這

65

點脖子的肌肉也是一樣的。脖子一旦受寒，會使脖子肌肉的異常變得更加嚴重。本來留長髮的女性，突然把頭髮剪短就感冒了，這種事我們經常聽說。正因為把頭髮剪短，讓脖子冷到才會感冒的，你說是吧？

脖子受寒，就會影響到自律神經

臉、脖子和手，經常曝露在空氣中，即使寒冷的冬天也一樣。臉和手受寒沒什麼關係，可是一旦脖子受寒，事情就嚴重了。因為外面空氣冷而使脖子受寒，導致身體不舒服的人真的很多。脖子受寒，為什麼會對自律神經造成影響？這箇中的機制，到現在還不是很清楚。

不過，可以肯定的是，脖子的上半部，我取名為「副交感神經中樞」的這個位置，絕對是自律神經的重要偵測器。這點只要對照感冒時的症狀便可得知。脖子的上半部一旦冷到，立刻就會引起感冒。相反的，在感冒剛開始的時候，只要把脖子的上半部保暖好，鼻涕、咳嗽、打噴嚏等感冒症狀就會馬上止住。

由此可見,只要把頸部保暖做好,不但可以緩解「脖子僵硬」的症狀,甚至可以預防各種疾病。

關於脖子保暖的方法,容我留到第3章再詳細介紹。

因脖子產生的疾病，九成以上都能治癒

很多神經都會經過脖子，可是現代醫學仍堅持「沒有疾病會因脖子肌肉而起」。現實的情況是，大多數人對脖子肌肉還是不甚了解，即使是擁有醫師執照的人也一樣。

也就是說，關於脖子肌肉的種種，一直受到人們的忽視。我的專長是腦神經外科，研究「鞭打症」、「頭痛」、「暈眩」、「自律神經失調」、「慢性疲勞症候群」等疾病，是我畢生的工作。

還記得有一天，我正在幫「鞭打症」的患者做頸部的觸診。我發現他脖子肌肉的某個地方特別僵硬。「鞭打症」發作時，不僅脖子會痛，全身都會出現各種不適的症狀。只可惜當時我並不清楚病因，也就拿不出有效的治療方法。說到棘手難治，「鞭打症」確實是最具代表性的疾病之一。

我當時在想，脖子肌肉很硬這件事，該不會就是「鞭打症」的病因吧？換句話說，我就此發現，引發自律神經失調，使身體出現許多莫名

【脖子肌肉問題解決後的驚人效果！】

- 94％的「憂鬱症」可以恢復健康
- 84％的「鞭打症」可以治癒
- 95％的「慢性疲勞症候群」可以痊癒
- 98％的「暈眩」可以治癒
- 92％的「自律神經失調」可以正常化
- 75％的「耳鳴」可以治好
- 98％的「恐慌症」可以痊癒

（這份統計尚未把自行決定停止治療的病患算進去）

症狀的原因，就是脖子。

於是，我開始調查患者的頸部肌肉，聽取他們的症狀。盡可能收集相關的數據和資料。

就這樣，我進一步發現頸部肌肉僵硬的這個關鍵點。事實上，當我試著治療那個部位後，病患「鞭打症」的症狀就消失了。那些僵硬點，一開始我只找到3個，之後經過不斷的研究，現在已經有36個了。

不僅如此，我還發現，這個頸部肌肉僵硬點的治療法，不只對「鞭打症」有效，對許多被稱為原因不明病的症狀都有效。

69

其實，問題就出在脖子的肌肉異常

換句話說，「鞭打症」、「頭痛」、「暈眩」、「自律神經失調」、「慢性疲勞症候群」等，這些原因不明的症狀、疾病，全是因為脖子的肌肉異常造成的。

只要解決了脖子肌肉的異常問題，許多生理和精神上的疾病治癒比例高得嚇人。這個事實，並不是每個人都知道。因此，輾轉流連在各醫療院所的不幸患者還是很多。

令人遺憾的是，就連醫生裡面，也有很多人不知道「脖子僵硬病」。

當您為了不明原因的疾病而感到苦惱時，請先懷疑自己是不是得了「脖子僵硬病」，一切治療的契機將從這一步開始。還有，為了避免得到「脖子僵硬病」，也請您平時就做好頸部的保暖工作。

「脖子僵硬病」是文明病，你、我都要小心

事實上，誘發「脖子僵硬病」的頸部肌肉異常，任誰都有可能得到。尤其是現代人要特別小心。

人類頭部的重量，隨便都有6公斤。這差不多是一顆保齡球，或是一顆大西瓜的重量。我們平常就用一根細脖子支撐著一顆保齡球，可見脖子的負擔會如此重了。

而隨著年齡的增長，意味著脖子的負擔只會越來越重。

隨機挑幾位成年男女，試著檢查他們的頸部肌肉，就會發現「一點問題都沒有」的人不到一成。換句話說，高達九成以上的人，脖子肌肉或多或少都有問題。

人不管站著或是坐著的時候，都是用脖子的肌肉在支撐頭部。也就是說，除了躺著睡覺的時間以外，脖子的肌肉一直在工作。當脖子的肌

肉過度工作，或是當氧氣和營養的補充不夠時，疲勞便會產生。久而久之，將演變成就算讓它休息也復元不了的狀態。

若能保持正確姿勢，讓頭的重量得到平均支撐的話，問題就不會產生。然而，若是習慣彎腰駝背，快的話只要15分鐘，脖子的肌肉就會開始感到疲勞。

勿過度使用電腦、智慧型手機

對現代人的生活而言，電腦已經變成不可或缺的工具。每天，大概有8～10個小時得面對電腦的人應該不在少數。長時間、維持同樣的姿勢使用電腦，將使頸部肌肉的負擔加劇，疲勞不斷地累積。

事實上，我的患者裡面，有很多程式設計師或系統工程師。時間長的，甚至有人一天15個小時都跟電腦為伍。長時間使用電腦後，脖子會像石頭一樣硬邦邦的，有這種經驗的人應該很多。

特別是筆記型電腦。在使用筆記型電腦時，我們會比使用桌上型電

腦更容易彎腰駝背，對脖子的負擔也就更大。生活便利固然很好，但搞壞自己的身體，可就得不償失了。

可以的話，盡量避免使用筆記型電腦。一定要用、非用不可的話，就每15分鐘做30秒的後仰動作（第4章有詳盡介紹）。

說到這裡，在使用近年迅速普及的「Smart Phone」智慧手機時，也要特別注意。因為我們很容易維持長時間低頭的姿勢。最近，使用手機過度，造成肩膀痠痛、眼睛疲勞等，得到所謂「智慧手機症候群」的患者有大幅增加的趨勢。

由此看來，因為頸部肌肉異常而引起的「脖子僵硬病」，也可說是一種文明病了。

和電腦一樣，打電動也會加重「脖子僵硬病」的病情。當我們玩得很入迷的時候，就會忘了時間。同樣的姿勢維持一、兩個小時，最壞的情況都有可能發生。特別是很多人用手機玩電動或看動漫，在玩的時候，我們一定得低頭盯著小小的螢幕看，這對脖子的負擔可是非比尋常。

在公司長時間使用電腦，回到家又沉迷於電玩遊戲的人，我敢打包

票，他的脖子肌肉肯定有問題。

頭部受創的時候，別忘了連脖子也一起檢查

此外，過去頭部曾經受過傷的人，也比較容易得到「脖子僵硬病」。

過去曾經出過車禍，或是從事橄欖球、格鬥競技等運動，頭部容易與人發生碰撞的人，要特別注意。頭部受到的衝擊，肯定會傳達到頸部。所以頭受傷的時候，除了要診察頭部外，也請連脖子一起治療檢查。

然而，非常遺憾的是，很多醫院都只是檢查頭部，發現「沒有問題」就讓病人回家了。那是因為大部分醫生都只會做頭部的診斷，卻不會做頸部的診斷。為此，我特地在腦神經外科學會開了研討會，教他們如何做脖子的診斷。

因為頭部外傷，使脖子肌肉發生異常的問題，經常在診所和醫療中被忽略。於是，幾個月後，一堆莫名其妙的小毛病就冒出來了，有人甚至嚴重到要自殺的。幸運的是，有很多患者來我們醫院，順利被治好了。

就像前面所說的，一旦脖子的肌肉發生異常，周圍的神經或血管便會受到壓迫。於是，自律神經失調之類的疾病產生了，全身進而出現各種不適的症狀。

這中間的過程是如何演變的？現階段還無法完全釐清。不過，我發現只要治療發生病變的脖子肌肉，使它恢復正常，便可讓所有不明原因的小毛病全部消失。

想要避免得到「脖子僵硬病」，有一件事非常重要，那就是做好「頸部保暖」，想辦法舒緩脖子肌肉的異常。

脖子出問題，不只危害身體，也會造成精神疾病

放著頸部肌肉的異常不去處理，會出現怎樣的症狀呢？

正如我一再強調的，會造成自律神經的失調。自律神經，分成「交感神經」和「副交感神經」。交感神經的功能在促進代謝、消化、呼吸等生命活動，使其變活潑。緊張的時候，我們的心跳數和血壓會上升，呼吸會急促，胃腸的蠕動會變慢，這都是交感神經作用的結果。副交感神經的功能和交感神經正好相反。它會使心跳數和血壓下降、呼吸減緩、胃腸的蠕動加快。

如果拿汽車做比喻的話，交感神經就好比油門，副交感神經就好比煞車。煞車失靈的車子可是非常危險的。換句話說，為了確保我們身體的平衡，交感神經和副交感神經必須正常運作才行。

一般而言，脖子肌肉異常引起的自律神經失調，通常都是副交感神

經的功能比交感神經的弱。各種跡象顯示，出問題的應該是副交感神經失調才對。

一旦副交感神經失調，我們的身體就好比一台煞車失靈的車。對身心會造成怎樣不良的影響，也就不言而喻了。

醫生束手無策的「原因不明病」，終於有方法可以醫治了

你是否為了原因不明的疾病所苦？

◎總是頭昏腦脹，跑去醫院檢查，卻又查不出原因。

◎肩、頸、背痛到不行，去看了復健科，卻說沒有異常。

◎頭暈目眩，好像一直在坐船似的，去耳鼻喉科檢查，也說沒有任何異常。

◎噁心想吐、胃不舒服，去看內科，連內視鏡也做了，一切顯示都很正常。

◎眼睛很容易疲倦，去看眼科，卻說沒有問題。

◎有慢性發燒的症狀，血液等所有檢查都做了，都說沒有問題。

◎心悸、喘得厲害，去專門看心臟和循環系統的醫院，也說沒有異常狀況。

第2章　為什麼脖子保暖，病就好了，人也健康了？　78

看看前面所做的【頸部健康指數檢測表】就知道了，其實很多科的症狀都已經同時出現。可是不管去到哪家醫院，都只針對你看的那科，開稍微能減緩症狀的藥給你吃，暫時應付一下。因為連醫生也不清楚病因，當然也就無從治療起了。

像這樣，身體因莫名其妙的不適跑去醫院就診，卻始終找不出原因的例子，實際上還蠻多的。因為找不到原因，所以最後只好推薦你去看「身心科」或「精神科」。當病人自覺有一堆不適症狀，卻怎麼檢查都找不出原因時，我們稱這種現象為「原因不明病」或「亞健康狀態」。

原因不明的症狀，往往是脖子肌肉異常造成的

據說全日本各大醫療院所的門診患者，四人之中就有三人是所謂的「原因不明病」。目前為止，原因不明病無法醫治，這是大家共同的常識。

其中尤以「鞭打症」、「慢性疲勞症候群」、「自律神經失調」、「頭痛」、「暈眩」、「更年期障礙」、「憂鬱症」、「恐慌症」等，這類不管生

病的原因或發作的機制，都還無法查明的疑難雜症，最是讓人棘手。

因此，看遍大小醫院，症狀始終無法改善的可說是大有人在。病急亂投醫，四處求診的結果，只是浪費醫藥費罷了。

原因不明病的特徵之一，就是在職場或家裡，周圍的人不覺得那是病。他們以為你在裝病，有的甚至會直接斥責說：「你只是在找藉口偷懶！」或「精神太鬆懈了！」什麼的。更悲慘的是，跑遍了大小醫院，醫生都說看不出哪裡異常，這簡直要把病人逼瘋了。搞到最後，有人得了憂鬱症不說，其中還有人痛苦到去自殺的。

不過，這樣的人今後不需要再痛苦下去了。我已經找到原因，清楚知道這些原因不明病是怎麼來的了，那就是「脖子的肌肉異常」。

脖子的肌肉，特別是脖子上半段的肌肉一旦發生異常，症狀就會在身體的其他部分顯現出來。自律神經分成「交感神經」和「副交感神經」，當脖子肌肉出現問題時，特別是副交感神經的功能會受到影響。於是，前面講的那些症狀就會發生了。這便是「脖子僵硬病」。

知道這種病和不知道這種病，結果大不相同。如果你因為原因不明

的病感到苦惱，或是身邊的人因為原因不明的病而困擾，這時請先懷疑是不是得了「脖子僵硬病」。就算只是弄清楚原因，心情也會輕鬆許多。你將可以擺脫「藥罐子」的人生，再也不用吃什麼頭痛藥、鬆弛劑、抗憂鬱藥了。然後，經過適當的治療，我保證你一定可以痊癒。

做好脖子保暖，竟然有這麼多令人驚喜的好處！

第1章裡，已經針對「脖子僵硬病」的症狀做了詳細的介紹。如果你不想身體出現一堆原因不明的病痛，那麼就有必要做好「脖子僵硬病」的預防。此外，輕度脖子肌肉異常的人，只要經過簡單的治療，就可以阻止症狀發生。

所謂的簡單治療，就是做好「脖子保暖」的工作。

平常就做好脖子保暖的工作，可以避免脖子肌肉發生異常，達到「脖子僵硬病」的預防。使頭痛、暈眩、慢性疲勞、更年期障礙、血壓不穩、乾眼症、眼睛疲勞、腹瀉、便祕、心悸、心動過速、恐慌症、憂鬱症等，永遠不上身。

即使只是輕度的脖子肌肉異常，上述各種症狀都有可能輕微地出現。

在診療時經常會看到一些沒有病識感的病人，因為忽略各種疾病的初期

症狀，而導致身體日益變差的例子。

中老年人通常會以為「身體不好是年紀大的關係」。然而，當頸部肌肉恢復正常後，病也就好了。事實上，很多人的體力、狀況甚至回復到年輕時一樣，他們都嚇了一跳，直呼「不敢相信！」。

脖子保暖好，連「癌症」都可以預防

當脖子的肌肉出現異常時，初期會連帶出現的，就是胃腸的功能也會變差。

基本上，當脖子肌肉有問題時，自律神經便會失調，通常是副交感神經會比交感神經衰弱。在此情況下，體內的新陳代謝會變差，腸胃等消化器官也無法正常運作。

因此，即使胃本身沒有任何問題，還是會出現胃脹氣、消化不良等現象。

來東京腦神經中心就診的病患裡面，有很多都是消化器官的症狀特別明顯。

像是胃不舒服、想吐、沒有食欲，也有人是胃脹氣的。

不過，往往他們去看肝膽腸胃科，也做了內視鏡的檢查，都說胃裡面沒有任何異常。

【頸部保暖與全身健康的關係】

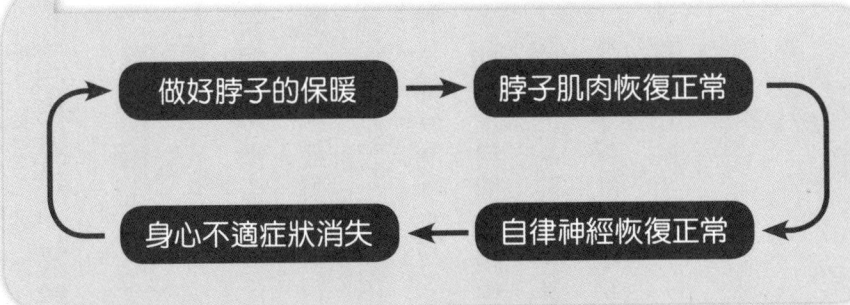

做好脖子的保暖 → 脖子肌肉恢復正常 → 自律神經恢復正常 → 身心不適症狀消失 →（循環）

通常這種時候，一般醫院的醫師就會告訴你：「一切都很正常，照理說不會出現這樣的症狀。」建議你去看精神科或身心科。

那個醫生不知道，即使胃很正常，還是有可能因為自律神經的失調，引起腸胃無法正常蠕動。

不過呢，若是找到一丁點異常，下場也可能更慘。因為肝膽腸胃科的醫生會認為這就是病灶，然後開始治療你的胃。明明生病的原因就不在這裡，他卻用錯誤的方法來醫治。這樣只會延誤真正需要重視的頸部治療。

就像我一開始講到的，當你做了胃的治療，胃卻絲毫沒有改善的話，就要懷疑是不是頸部肌肉異常，導致了自律神經失調。

85

胃的消化變差，嚴重時可能導致胃癌

自律神經除了影響胃的蠕動外，同時也負責消化液分泌量的調整。消化液分泌太多、分泌太少都不好，必須適當才行。脖子造成的自律神經失調，通常會讓消化液的分泌量比需要的少。胃一直處於消化不良的狀態，將引起真正的胃病。其中最可怕的就屬胃癌了。

換句話說，如果不想得胃癌，平常就要做好脖子的保暖，小心預防「脖子僵硬病」上身。

此外，自律神經也掌管腸子的活動。簡單的說，當脖子肌肉有問題時，腸子的功能也會變差。

腸子不好的人不只容易便祕，直腸癌、潰瘍、腸炎等，一堆腸子的疾病都有可能得到。

大幅降低「腦中風」和「心肌梗塞」的機率

前面已經重複提及一個關鍵重點，那就是脖子肌肉異常，將會引起自律神經失調，連帶使循環系統變差。

決定心臟一分鐘要送出血液幾次，也是由自律神經負責的。一旦自律神經發生問題，脈搏就會亂掉。不只運動時脈搏跳得很快，就連安靜時，脈搏也可能從正常的一分鐘70下左右，突然跳到一分鐘140～150下。恐慌症就是這樣發作的。不僅如此，自律神經還負責控制血壓。

這意味著，一旦自律神經失調，血壓也會變得不穩。

來東京腦神經外科就診的病患中，很多人的主要症狀就是血壓不穩。血壓（收縮壓）高的時候超過200，低的時候卻不到100的人，比比皆是。其中更有高到230～250的。

這類的人，由於低的時候血壓也有可能降到100左右，所以無法使用降壓劑，否則會有性命的危險。也有患者因為主治醫生疏忽，開了

強效的降壓劑，使收縮壓降到了50以下，被送上救護車，到鬼門關繞一圈回來的。不過，一旦血壓超過200，又會有腦溢血的風險產生，不降下來又不行，所以連醫師也很傷腦筋。

高血壓會傷害血管的細胞，導致腦血管或心臟的血管變細、變窄。血壓一直很高的話，最恐怖的就是「腦內出血」和「蜘蛛膜下出血」。血壓不穩定、忽高忽低，容易造成血管堵塞的危險，這時，「腦栓塞」或「心肌梗塞」就很容易發生了。

說句題外話，「腦中風」是醫生分不清是「腦出血」或「腦梗塞」時所使用的術語。就算有名的醫生來診斷也一樣，能夠分出這兩者區別的醫生，大概只有70%。

CT掃描可以預防死於腦中風

正因為我是腦神經外科的醫師，對於區分這兩者的重要性，有非常深切的領悟。我參予研發的世界第一部全身用CT掃描儀，中文譯名為

「電腦斷層掃描（Computed Tomography）」，乃現在影像診斷學的先驅。這劃時代的功績受到肯定，我參予的研發團隊高層，更因此得到了諾貝爾醫學獎。當年研發成功的掃描機，如今就擺在美國的國立博物館裡展示。

見到CT影像後，我終於有把握可以百分之百區分「腦出血」和「腦梗塞」的差別。當時的我非常感動，因為只要有了這個，就可以遏止因腦中風而發生的死亡。

接下來，從41年前的1974年開始，我花了幾年的時間，不惜犧牲一切，致力於將CT掃描儀推廣到日本各地。東京女子醫大的一號機、NTT東日本關東醫院（舊關東遞信醫院）的二號機，是最早傳入日本的。此外，我更督促日立製造所，讓它想辦法將CT掃描儀國產化。在此成效之下，本來高居日本人死亡原因第一位的腦中風，現在已經退居到第3位。如今日本的CT普及率已是世界第一。

當年在美國的研發團隊裡，我是最年輕的，如今其他成員都已經退休。這意味著，在影像診斷的職業領域裡，我可以算是全世界資歷最長

的人，因此可說是責任重大。

回到正題，「脖子僵硬病」會引發各種疾病，最不好的狀況就是引發「腦中風」或「心肌梗塞」，除了借助CT掃描儀器，更重要的是「預防」的工作。只要做好脖子保暖，就不會得到「脖子僵硬病」，如此一來，也順便預防了上述的致命疾病。

終於可以「一覺到天亮」

「脖子僵硬病」的症狀裡面，睡眠障礙也經常被提到。

之所以有睡眠障礙，那是因為脖子肌肉異常，造成副交感神經衰弱，交感神經比較強勢的緣故。交感神經是啟動戰鬥機制的神經，它會讓我們興奮，妨礙睡眠。

因此，做好脖子保暖，便可減緩脖子肌肉的異常，讓我們能夠熟睡。只有自律神經運作正常了，你才會知道什麼叫做真正的健康。夜晚一鑽進被窩就馬上睡著了，半夜都不會醒來，一覺到天亮。

睡到一半會醒來，可能是因為脖子肌肉不對勁，或肩膀僵硬疼痛。經常聽人家說，睡前泡個澡，會睡得比較好。這也是做好脖子保暖後發揮的作用。

想要有效消除一整天的疲勞，徹底熟睡是不可或缺的。就算是為了能夠睡個好覺好了，做好脖子保暖，特別是睡前的脖子保暖非常重要。

用布或圍巾把脖子適度的遮蓋，包好後再睡覺，對避免脖子著涼，是有效的好方法。

免疫力大增，百分之百擊退「感冒」

雖然到目前為止，還不清楚詳細的原因，但脖子肌肉和感冒之間，有密切的關係是可以肯定。因為和感冒有直接關係的自律神經重要穴點，就在頸椎的上半段。我將這個部位取名為「副交感神經中樞」。

一旦自律神經失調，從體溫調節開始，身體機能的掌控將會變差。舉例來說，突然從熱的地方進到冷的地方，通常血管會收縮，以防止熱能散發出去。

可是，當自律神經出現問題時，血管竟一點反應都沒有，照樣開開的，於是，熱便從身體散失了出去。在此情況下，人很容易就感冒了。

感冒初期的症狀，不外是打噴嚏、流鼻水、咳嗽。這時，如果趕緊把脖子的上半段保暖好，便會像變魔術似的，打噴嚏、流鼻水、咳嗽一下就止住了。

像我研究「脖子僵硬病」已經超過30年了，只要一有感冒症狀出現，

就會用熱毛巾熱敷我上半段的脖子（熱毛巾的做法請參考第3章）。拜這個習慣所賜，這30年來，我從來不知感冒為何物。病毒引起的流行性感冒發病機制不同，因此另當別論。一般的感冒，只要用這個方法，幾乎百分之百可以治癒。

不可思議的回春現象，肌膚年輕10歲以上

脖子肌肉治療好後，副交感神經就會恢復正常，消化道也能正常蠕動，便祕或腹瀉等症狀就不會發生了。此外，胃的功能變好了，再也不會噁心想吐，就連食物吃起來都美味許多。

循環系統能正常運作，脈搏數和血壓都很正常，連末梢血管的血液循環都變好了，皮膚就能自然回復到健康的狀態。治療前和治療後，簡直就判若兩人。

這意味著，「脖子僵硬病」的治療，將帶來「美容」的效果。光是肌膚年齡，就有可能年輕個10～20歲，簡直就是「返老還童」了。

讓你痛苦的原因不明病全沒有了，你將打從心底樂開懷。「很自然地就會露出真正的笑容。」這是我的患者跟我說的。不是只有表面的美這麼簡單，健康的美，將很自然地從你體內發散出來。

精神狀況改善，人變得積極樂觀，笑容滿面

就「脖子僵硬病」會引發憂鬱狀態的這點來看，做好脖子保暖，治好脖子肌肉的異常，確實可以讓人變得比較樂觀。

事實上，看那些來我醫院治療「脖子僵硬病」的患者就知道。他們出院的時候，一個個都變得神清氣爽，笑容滿面，嘴裡嚷著：「這個也想做，那個也想做。」跟他們入院時相比，心情上確實起了很大的變化。

就像我前面說過的，脖子正常的人大概只占全體人類的一成。剩下的九成，或多或少，脖子肌肉都有點問題。即使沒有嚴重到要去看醫生，自律神經也會趨於紊亂，勾選問診單大致會出現 5～10 個左右的症狀。

這類的人，請做好脖子保暖，實踐第 3 章介紹的「頸部放鬆法」（Neck Relaxation），確實照顧好你的脖子。想辦法讓脖子肌肉的問題不要再惡化下去。

可是，如果問診單裡出現的問題，你有十分嚴重的現象，即使只有

一項很嚴重，就有治療的必要，請注意。

焦慮不安、注意力無法集中，工作或讀書都無法持久……，有這六種憂鬱症狀（問診單的23～28項）的人，應該很難過積極正向的生活吧？當你覺得身體不知為何就是很疲倦，怎樣都快活不起來的時候，就要懷疑是不是脖子肌肉有了毛病。

只要治療好脖子肌肉的異常，上述症狀就會消失不見。每天你都能樂觀、積極地面對人生。

樂觀積極，可以讓我們勇於接受一切挑戰。

例如，減肥、考取證照、旅行等，當我們的心情已經準備好要挑戰新的事物時，就能義無反顧地採取行動。

工作上也是一樣。樂觀積極，自然容易成功，收入也會跟著增多吧？

第3章

神奇頸部暖感自療法，經通氣順，讓你成為不生病的人！

「鬆頸操」＋「熱灸法」＋「呼吸訣」＋「全身浴」，保養、復健、自療三效合一

脖子僵硬病的五大原因：姿勢、受寒、壓力、疲勞、外傷

脖子僵硬病因為是肌肉和神經性的疾病，可能造成的疾病也是全身性的，因為症狀範圍很大，所以也稱為「頸椎症侯群」。追究其致病原因，大致可分成五種：

① 長時間維持同樣的姿勢。
② 脖子著涼、受寒。
③ 長時間累積壓力。
④ 脖子肌肉過度疲勞。
⑤ 頭部或頸椎受過外傷。

關於①的「姿勢不良」，第2章有稍微提到。長時間維持同樣的姿勢，特別是彎腰駝背的姿勢，將造成脖子肌肉的負擔，演變成「脖子僵

硬病」。姿勢非常重要，第4章我會再仔細說明。

②的不要讓「脖子著涼」，是本書的重點。不想引起脖子肌肉的異常，不想得到「脖子僵硬病」，這點可說是最重要的項目。

③的「壓力」，也是造成「脖子僵硬病」的原因。長期持續緊張的狀態，肌肉自然會變得僵硬。

如果經常需要與人交際，從事壓力大的工作，很容易會因為緊張而得到「脖子僵硬病」。事實上，來我醫院就診的患者裡面，有很多是經常上電視表演的藝人。

④的「疲勞」也是重要的因素。每天，脖子都要撐著像保齡球一樣重的頭。不管再怎麼小心，都會造成脖子肌肉的負擔。

每天，只要有充分的睡眠，睡覺姿勢平穩舒適，就可使脖子得到復元。想要消除脖子肌肉的疲勞，首先要放鬆脖子的肌肉。否則的話，脖子肌肉的異常將慢慢累積。如此一來，不但會引起「脖子僵硬病」，更會造成睡眠障礙。我們將陷入越是睡得不好，疲勞就越是累積的惡性循

101

環中。

至於⑤的「外傷」，不只脖子要小心，頭也要小心。當頭部受到強烈的撞擊時，脖子的肌肉肯定也會受到影響。過去曾經出過車禍的人，從事橄欖球或格鬥競技等，容易造成頭部或頸部外傷的運動員，其風險就是比較容易得到「脖子僵硬病」。

對付「脖子僵硬病」，最簡單的方法就是「保暖」

造成「脖子僵硬病」的原因不外「姿勢」、「受寒」、「壓力」、「疲勞」和「外傷」，雖說每一種都很重要，不過，身處忙碌的現代社會，想要改善「壓力」和「疲勞」，恐怕很多人都做不到吧？

有人是因為職業的關係，必須長時間維持相同的「姿勢」。「外傷」也是，就算你再怎麼小心，也難免會有意外的時候。我們能夠做到的、最輕鬆的方法就是「避免受寒」。換句話說，做好脖子保暖，就是預防「脖子僵硬病」的首要之務。

有人以為當脖子感覺不對勁時，最好用冰敷或涼貼布等方式來降溫。那應該是受到「運動完後感到痠痛，就要馬上冰敷」的觀念給誤導了。

事實上，冰敷會有效果，是在外傷剛發生的時候。用在「脖子僵硬病」上，反而會造成反效果。肌肉也好，神經也罷，都不可以著涼，請一定要讓它們保持溫暖。

不過，如果是偏頭痛的話，就不可以熱敷了。熱敷會使血管擴張，頭反而會痛得更加厲害。70％的頭痛是「脖子僵硬病」引起的緊張性頭痛，因此，頭痛就冰敷的觀念其實是錯誤的。

請記住，除非是外傷剛發生的時候和偏頭痛的時候，否則一定要讓「脖子保持溫暖」。

平常就養成「圍圍巾、打領巾」的習慣

我們的臉、頭和手，平常都是露在外面。這意味著，臉、頭和手是身體裡面特別容易受寒的部位。

臉和手受寒了沒什麼關係，可是一旦脖子的上半段受寒了，馬上感冒的症狀就出來了。因為，脖子是攸關自律神經的重要部位。

冬天的時候，我們就要特別小心了。此外，即使是夏天，在電車裡面、辦公室裡面、餐廳裡面，很多地方的冷氣都開得很強，所以也不可以輕忽。

坐著的時候，坐到脖子直接被冷氣對著吹的位子是最不好的。用手觸摸脖子的後面，甚至感到一陣冰涼，我想應該不少人有這樣的經驗。保護脖子不要讓它冷到，最簡單、有效的方法，就是圍「圍巾」和綁「絲巾」。

冬天的時候，請務必圍了圍巾才出門。記住，不要圍得太緊，否則

【有效溫暖脖子的法寶】

❶ 小毛巾加熱
❷ 隨身暖暖包
❸ 圍巾、絲巾或頸圍
❹ 穿立領或高領衫
❺ 女性留長頭髮
❻ 手掌搓熱溫暖脖子
❼ 吹風機

脖子會無法活動，圍得有點鬆，能防風又保暖，是預防「脖子僵硬病」的要訣。

夏天的話，就用質地透氣的領巾、絲巾或立領襯衫來養護脖子。

隨時都戴著當然是最理想的，不過，要是做不到的話，至少在搭電車的時候，進到冷氣開放的餐廳吃飯，或是在辦公室工作的時候，反正只要遇到冷氣開得很強的地方，就把絲巾戴起來吧。

我們的體溫通常是36.5度。只要外面的空氣低於36.5度，熱就會從脖子逸散出去。就算是夏天，也很難找到比36.5度還高的場所。所以，我們要更加小心，不要讓脖子的溫度跑掉了。

對付冷氣的方法，就是在室內也圍著圍巾或領巾

女性的話，打領巾很平常，既可裝飾，對保暖也有加分的效果，可是男性的話要怎麼辦呢？立領襯衫是不錯的選擇。

近年日本有些公司針對圍巾的搭配，春、秋兩季制服都推出了新的款式。如果是穿便服上班的話，自己搭配應該選擇性更多，可以挑選樣式不突兀的領巾款式。

為了防止疾病上身，其實也可以直接跟上司溝通：「我很怕吹冷氣。」請他讓你可以圍著圍巾或領巾上班工作。

員工生病的話，對公司也不是件好事，所以不妨誠實地說明理由吧！不要讓冷氣的風直接對著你吹，要求公司冷氣的溫度稍微調高一點等，其實有很多方式可以改善的。

除此之外，穿高領的衣服，把脖子整個包覆住也有效果。

再囉嗦地提醒一句，女性的話，不要把長頭髮綁起來，這樣可以避免脖子的溫度散失。

善用「熱毛巾敷療」，有效改善肩膀僵硬，全身不再虛冷

有一個方法可以快速改善脖子的「著涼」，那就是用「熱毛巾」溫暖脖子。

熱毛巾的製作方法非常簡單，將小毛巾沾水後稍微擰乾，用保鮮膜包好。

接著，放進500～600W的微波爐中，加熱1分鐘。再用乾布把加熱過的毛巾包起來就完成了。

要小心，千萬不要被燙傷了。

只要養成晚上睡覺前、早上起床時，用熱毛巾溫暖脖子的習慣，不僅脖子的肌肉不會異常，就連「肩膀僵硬」、「全身虛冷」都可以改善。

此外，善用市面販售的「溫感貼布」或「暖暖包」也會有效果。

107

【低溫也會燙傷人嗎？什麼是「低溫燙傷」】

「**低溫燙傷**」是指皮膚長時間接觸高於體溫的低熱物體所造成的燙傷，主要是電熱毯、熱水袋、暖風機等取暖物品不當使用所造成。

外出時隨身攜帶暖暖包，也是一個方便的辦法

特別是外出的時候，因為沒辦法做熱毛巾，所以不妨隨身攜帶暖暖包，當「脖子感覺到冷」的時候，馬上就可以讓它溫暖起來。

公司也好、餐廳也罷，現在不管去到哪裡，冷氣都開得很強，所以就算是炎熱的夏天，脖子也有可能著涼。

像這種時候，打開就可立即使用的暖暖包就很方便了。

暖暖包的溫度雖然不高，可以使用的時間卻還蠻長的。比起熱毛巾每次都要用微波爐加熱要方便許多。想用的時候，隨時、隨地都可以使用，建議您不妨隨身攜帶暖暖包。

使用的方法基本上跟熱毛巾一樣。

用熱毛巾舒緩脖子僵硬病的作法

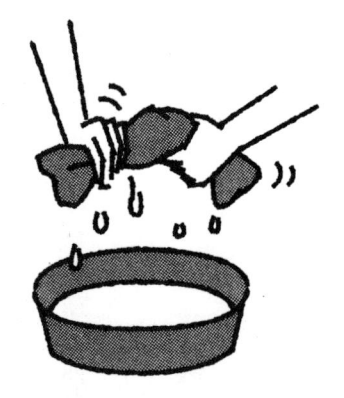

❶ 毛巾用水沾濕,輕輕擰乾。

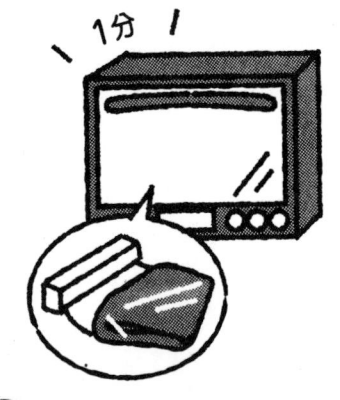

❷ 用保鮮膜包好,放入微波爐中加熱1分鐘。

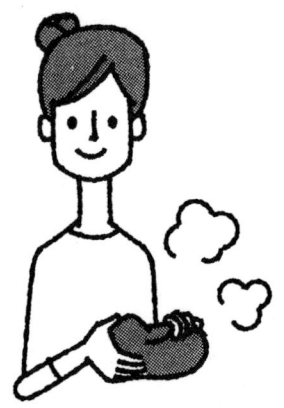

❸ 用手確認毛巾的溫度,會不會太燙?夠不夠熱?

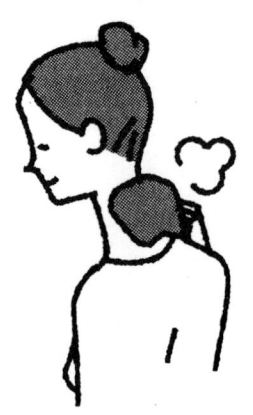

❹ 保鮮膜不用拆,外面再包一條乾的毛巾,將它放在脖子的後面。敷久後毛巾的溫度會降低,就再用微波爐加熱。

不過,要小心不要發生低溫燙傷。請用布包著,再拿它來溫熱脖子。什麼都沒有的時候,就用自己的手掌代替吧!兩手平貼在脖子的後面幾分鐘,肯定可以感到脖子慢慢地溫暖起來。

放鬆頸部肌肉，「全身浴」比「半身浴」有效

說到讓脖子溫暖起來，當然，泡澡也是個有效的方法。

舒舒服服地泡個澡，不只可以「祛寒」，對於消除「脖子僵硬病」的其他原因——「壓力」和「疲勞」也都很有效。

有關近年流行的「半身浴」或「足浴」，對於促進下半身血液循環很有幫助，實施上也比較方便。

所謂「半身浴」，是指坐在浴缸裡，讓溫熱的水淹到大概腰的位置，然後長時間浸泡。水只淹到腰的高度，不至於太刺激，而泡的時間久一點，則可讓身體慢慢地溫暖起來。如此，自可達到消除緊張、放鬆的效果。

可是，站在預防「脖子僵硬病」的立場來看，我不會推薦半身浴。

水是溫的，所以浴室的溫度肯定很低，再加上脖子浸不到熱水，一不小心脖子就著涼了。

111

要放鬆脖子肌肉,首先要讓脖子溫暖起來,就這點來看,「全身浴」會比半身浴的效果更佳。

如果堅持一定要半身浴的話,那就用毛巾把脖子包起來,想辦法不要讓脖子冷到了。

泡全身浴時,為了不要造成心臟的負擔,水溫最好控制在40度上下。入浴前,先讓熱水的蒸氣把浴室弄溫暖了再進去泡。因為一下子跑到冷的地方,肌肉會變硬。泡的時候,別忘了讓脖子也泡到喔。

此外,不妨把頭枕在浴缸的邊緣上,不要讓脖子去支撐頭的重量,這樣脖子的肌肉才可以得到放鬆。

入浴時最好能開一點窗,沒有窗的浴室就把門打開一些,這是很重要的安全考量。浴室內的水蒸氣太多,將使氧氣沒辦法進到肺裡面,導致心跳加速、暈眩,甚至是呼吸困難。

這時有「脖子僵硬病」的人,恐慌症也可能會發作,所以請特別小心。

洗澡後「吹風機溫灸法」，促進脖子血液循環

「吹風機」對「脖子僵硬病」的預防很有效。可以把它拿來當作溫暖脖子的工具。

比方說，冬天寒冷的夜晚，從外面回到家中，這時馬上用吹風機的熱風溫暖脖子就很有效。

雖然熱毛巾的效果比較好，但每次都要微波加熱，確實有點麻煩。像這種時候，吹風機就是個很好用的工具。冷氣吹太多的人，當你覺得脖子涼涼的時候，也請馬上利用吹風機讓脖子溫暖起來吧！

不僅在家裡，最好在辦公室也準備一台吹風機。這樣跑外務的人回到公司就可以使用了。對一直待在冷氣房裡的內勤人員而言，它又何嘗不是一個寶貝呢？

113

松井式「頸部放鬆操」，充分舒緩脖子肌肉和神經

有沒有什麼方法可以提高脖子的基礎體溫呢？

想要達到這個目的，定期地讓脖子活動一下就變得非常重要。做完運動或體操後，身體會溫暖起來。脖子的情況也是一樣。

我以多年的行醫經驗為基礎，研發了不管是誰都可以輕鬆做到的「頸部放鬆操（neck relaxtion）」。

它是為了有效放鬆頸部肌肉而設計的體操。

具體的方法，請詳見插圖中的說明，在此，我想提出三點需注意的事項：

① 請一個動作、一個動作地慢慢做

快速轉動脖子並沒有效果。相反的，反而會造成脖子肌肉的痠痛。

松井式「頸部放鬆操」簡易版

每15分鐘做一次最為理想

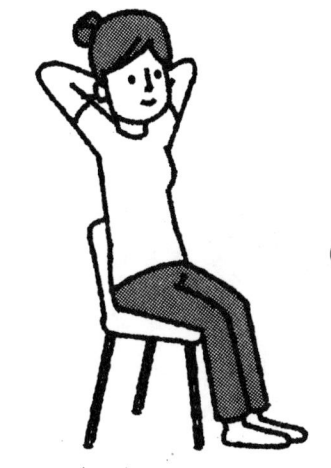

❶ 選一張椅背不要太高的椅子，坐深、坐進去一點。身體靠著椅背，兩手交疊互扣放在脖子後面、頸部和頭部交界的位置。

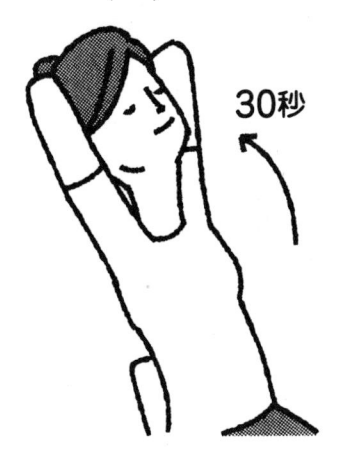

30秒

❷ 頭往後倒，來到「感覺舒服」的位置後停下，靜止30秒。

松井式「頸部放鬆操」加長版

有時間的話，不妨將簡易版延伸，做一下加長版吧！

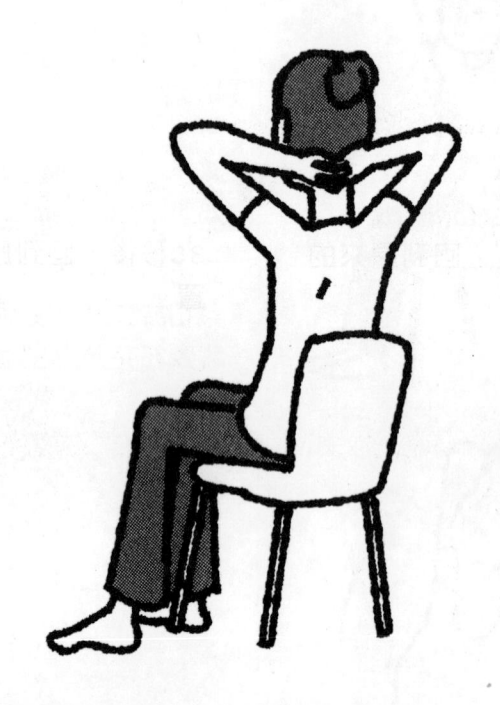

❶ 選一張椅背不要太高的椅子，坐深、坐進去一點。兩手交疊互扣放在脖子的後面，頸部和頭部交界的位置。

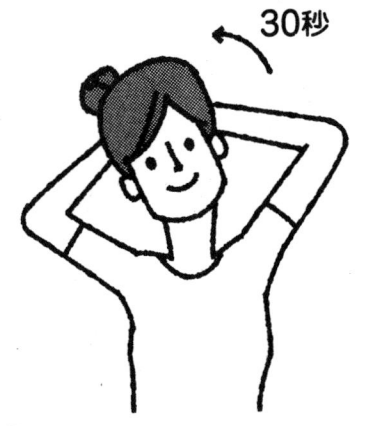

❷ 頭慢慢地往右後方倒，停留30秒後，回到原來的位置。

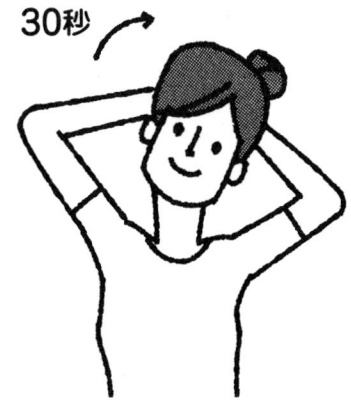

❸ 這次換往左後方倒，停留30秒後，回到原來的位置。

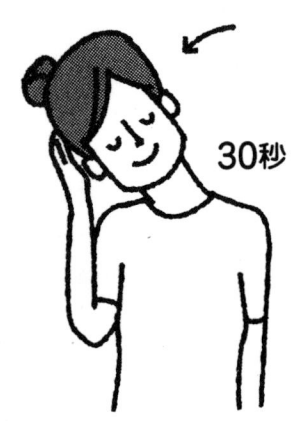

❹ 右手扶著頭的右側，頭慢慢地往右邊的肩膀倒，停留30秒。

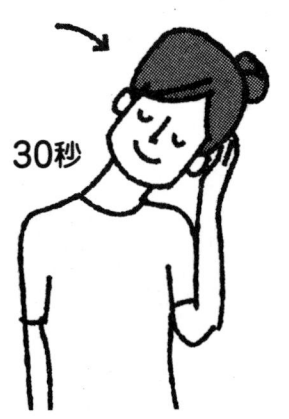

❺ 回到原來的位置後，這次用左手扶著頭的左側，慢慢地往反方向的左肩倒，停留30秒。

② 請盡量把全身的力氣放掉

脖子和肩膀使力，將無法達到放鬆的效果。所以請一邊做一邊刻意去感覺：「啊，現在脖子的肌肉正在放鬆。」這點非常重要。

③ 請緩慢地深呼吸

深深地吸，深深地吐。要領和深呼吸相同。一邊動作一邊深呼吸，可達到放鬆的效果。

同時，可以藉此機會，把非常重要的氧氣輸送到身體的各個部位。

請留意這3項要點，嘗試做一下松井式「頸部放鬆操」。時間短的，就做「簡易版」；時間長的，就做「加長版」。

每15分鐘做一次最為理想。請稍微花點時間，做一下「簡易版」吧。

好好保養你的脖子，這能為你的全身消除疾病，帶來健康和幸福！

睡覺時使用「頸圍」，保住元氣效果超棒！

冬天很冷的時候，就算睡著了，脖子還是經常會感到寒冷。即使把棉被蓋到了脖子，一個翻身，脖子還是露了出來。難得脖子可以放鬆休息，卻讓它冷到，實在是太可惜了。

像這種時候，最有效的解決方法就是「頸圍（neck warmer）」了。

說到頸圍，市售的商品琳瑯滿目，可是效果值得期待的並不多。總之，盡量挑選能讓整截脖子保持溫暖的就對了。

要不然圍著毛巾睡覺，也有同樣的效果。毛巾記得一定要用乾的喔。

總之，想辦法讓脖子的體溫不要散失掉就對了。

第4章

換個姿勢,健康大不同——
555頸肌運動,你最好的健身教練!

從頸椎到腰椎同步矯正,不讓錯誤的習慣動作扭曲一身健康

「正確的姿勢」是邁向健康的第一步

長時間維持相同的姿勢，是引發「脖子僵硬病」的原因，這點前面已經說過無數次了。那麼，所謂的理想姿勢，又是怎樣的姿勢呢？頸椎、脊椎呈一直線，在正下方支撐著頭部。

想像你手裡拿著顆保齡球。當你兩手往前抓著保齡球的時候，對兩手肌肉造成的負擔將非常大。可是換個方式，當你的手向上舉起，托著保齡球的時候又如何呢？應該會比剛剛來得輕鬆吧？那是因為所有肌肉平均支持著保齡球的重量，肌肉的負擔減輕了的緣故。

脖子也是。事實上，**對脖子後面的肌肉而言，低頭的姿勢會比抬頭的姿勢多出約三倍的負擔。**

換句話說，千萬不要長時間處於低頭的姿勢。造成「脖子僵硬病」的姿勢，就是前傾的姿勢、低頭的姿勢，以及彎腰的姿勢。

改變的第一步，先從走路時抬頭挺胸開始做起。請注意千萬不要駝

背。駝背時為了不讓頭往前掉,脖子後面的肌肉勢必要用力,那將會是很大的負擔。

「電腦」總是搞壞你的姿勢和頸椎

造成前傾的姿勢、低頭的姿勢的最大原因，通常就是伏案工作和讀書。長時間維持同一姿勢也就算了，很多人為了看清楚螢幕，更會把上半身往前傾。

要現代人完全不使用電腦是不可能的。但至少不要使用筆記型電腦，盡量使用桌上型電腦。由於筆記型電腦的螢幕比我們的頭還低，所以使用時上半身一定會向前傾。不過，只要每15分鐘就做一次「頸部放鬆操」，應該就沒有問題了。

在使用桌上型電腦時也要注意，要讓螢幕保持和眼睛同樣的高度。如此一來，才可確保我們的身體不會向前傾，背脊和頸椎是挺直的。如果無法調整螢幕的高度，就調整椅子的高度，總之，一定要讓螢幕和眼睛一樣高就對了。

坐椅子的方式也很重要。請背脊挺直，盡量坐進去一點，坐深一點。

不要駝背，更不要盤腿、翹腳。

不過，就算再怎麼注重姿勢，同樣的姿勢坐久了，還是有可能引起「脖子僵硬病」。因此，一定要定期地讓脖子休息。

久坐看書、看電視，用眼過度＝脖子僵硬病

只要看書、看電視久一點，脖子就會感到疲勞，你是否曾經有過這樣的經驗？這說明了眼睛的疲勞跟「脖子僵硬病」有很大的關係。在一定距離觀看文字或影像，意味著眼睛要在一定距離內一直去對焦。因此，脖子也一直在工作。

這個時候，請遵照114頁介紹的，每15分鐘就讓「脖子休息」一下。

如果真的感覺「脖子累了」，就躺下來休息。這時請閉上眼睛，聽音樂或聽廣播沒有關係，但千萬不要一邊躺著一邊看電視。好像有蠻多人以為只要躺下，脖子的疲勞就不會累積，這個想法是錯誤的。

在我醫院住院的患者，是絕對禁止躺著看書或看電視的。換句話說，平常我們就要小心，要盡量避免過度使用我們的眼睛。看書的時候，書和眼睛必須保持一定的距離，眼睛和脖子都需要適度的休息。

「滑鼠手」、「烏龜脖」後患無窮，少碰電玩和智慧型手機

除了前面介紹的以外，會讓我們長時間處於同一姿勢的物品，還有掌上型遊戲機、手機和智慧型手機，對吧？

特別是年輕人，使用手機、智慧型手機收發信件、獲取資訊、玩電子遊戲，是很稀鬆平常的事。

不過，不管是用手機收發信件，或是用掌上型遊戲機打電動，都很容易固定同樣的姿勢，而且大部分都是上半身前傾的姿勢。這對脖子的肌肉而言，是非常危險的。而且，看mail也好，網路購物或打電動，都很容易就沉迷其中，一不小心就忘了時間。

我們壓根就忘記脖子正在承受負擔，所以請特別小心。

請在工作、讀書或使用電腦時，間歇穿插「頸部放鬆操」簡易版，讓脖子肌肉隨時維持在輕鬆柔軟的狀態。

127

避免單肩負重，不要提太重的包包

為了避免「脖子僵硬病」，我們必須保持正確的姿勢，而所謂正確的姿勢，不只是不要前後傾斜而已。

事實上，左右傾也要注意。身體不管是偏左還是偏右，都會對脖子造成很大的負擔。

說得具體一點，就是不要背太重的包包或提太重的袋子。因為那樣勢必會加重肩膀的負擔，間接使脖子肌肉緊繃。

拿包包的方式，每個人有每個人的習慣。但大部分人都習慣用右手拿吧？至少要刻意地左右交換拿，不要一直用同一隻手，或同一邊肩膀。

那麼，哪一種包包比較不會造成「脖子僵硬病」呢？最理想的是「雙肩後背包」。

因為兩邊肩膀承受的重量是相當的，所以沒有左右偏頗的問題。只是，有些工作場合上好像不太適合使用雙肩後背包，這個時候，至少就

用肩背包吧！不過,要勤勞地左右肩膀互換著背才行。

最不推薦的就是沉甸甸的手提包。用手提重物,對肩膀的負擔最大。

如果一定要提包包的話,那就盡量把包包的重量減到最輕。

開車、騎腳踏車都要注意「姿勢風險」

經常長時間開車的人，也要注意自己的姿勢。駕駛車輛，心理難免會比較緊張，相對的，得「脖子僵硬病」的機率也就提高了。

開車時，很多人都習慣上半身向前傾，這將會對脖子造成很大的負擔。開車時，記得要將後腦勺抵著座椅的頭靠，背脊、頸椎伸直。此外，因為長時間保持同一個姿勢，所以務必要適時地休息，讓脖子肌肉放鬆。塞車的時候，或是停下來等紅綠燈的時候，就讓脖子上下左右地動一動。特別是後仰的姿勢，可以紓解頸部僵硬的肌肉。至少每30分鐘一次，讓頸部肌肉休息是必要的。請身體力行第3章介紹的「頸部放鬆操」。

騎腳踏車也是，請刻意保持正確的姿勢。要選擇龍頭的位置不會讓身體向前傾的腳踏車。時下流行的自行車款，多數為了講求低風阻，都是必須身體壓低前傾的騎乘法，對頸椎到腰椎的肌肉神經都是一大考驗，尤其長途騎乘會造成健康上的傷害，不得不慎。

運動型腳踏車速度快，騎起來很拉風，但站在醫生的立場，實在不推薦。對預防「脖子僵硬病」而言，騎乘時上半身和地面保持垂直，俗稱「淑女車」的腳踏車款，才是最適合人體的款式。

頸肌力只適合短打，每15分鐘讓「脖子休息」一次

肌肉不可以長時間、持續地使用。

拿伏地挺身來說好了，這世上沒有人可以一直做，手臂從不感到疲倦的。不過，只要稍作休息，再接著做就沒問題了。這告訴我們，只要讓肌肉得到適度的休息，那麼它用起來自然可以長長久久。

脖子的肌肉也是一樣，必須讓脖子肌肉得到適度的休息。

我建議，如果有時間的話，每15分鐘就要讓「脖子休息」一次。因為，脖子肌肉大概只能撐15分鐘，之後便會感覺疲倦。

適度的休息可以讓「脖子僵硬病」不上身，永遠擁有健康的脖子，過著健康快樂的生活。

或許有人會認為每15分鐘一次，未免太頻繁了。不過，你要想喔，

脖子可是撐著約6公斤重的頭，所以讓它間隔的時間短一點、多休息，是非常必要的。

每次脖子休息的時間30秒其實就足夠。這30秒，請執行第3章介紹的松井式「頸部放鬆操」。

松井式「頸部放鬆操」能有效紓緩頸部的肌肉。

做的時候，有3點要特別注意。

首先，請一個動作、一個動作地慢慢做。

快速轉動脖子不但沒有效果，搞不好還會造成脖子的傷害，得不償失。

第二，請把全身的力氣放掉。

脖子、肩膀一直使力的話，就沒辦法達到放鬆的效果了。

第三，請把呼吸放慢。

掌握深呼吸的要領，深深地吸、深深地吐，配合動作。

像打電腦的時候，我們很容易一專心就忘了時間，長時間保持同一個姿勢。

為了防止這點，我研發了專用的「頸部休息計時器」。只要按下開關，每15分鐘警鈴就會響一次，時間約40秒。這計時器的功能看似簡單，扮演的角色卻很重要。

因為它主要在提醒你，每15分鐘一定要讓脖子休息。打電腦的時候，看電視的時候，讀書的時候，請將計時器設定好，讓身體記住15分鐘的感覺。工作的時候，我一定會把頸部休息計時器打開。我真的覺得它非常好用。

「５５５頸肌運動」鍛鍊脖子軟實力！

容易得「脖子僵硬病」的人，特徵就是脖子的肌肉通常都比較脆弱。

同樣是把頭撐起來，脖子細的人和脖子粗的人相比，脖子的負擔當然比較大。

頭的重量，男女並沒有很大的差別。可是脖子肌肉的強度就有差了。從江戶時代起，就有把女性特有的懼寒症（手腳冰冷）稱為「血之道」的說法，一般認為那是荷爾蒙失調造成的。

然而，最近才發現，女性身體虛寒，不光只是荷爾蒙失調，脖子肌肉的異常也是很大的原因。

難怪，比起男性，女性更容易得「脖子僵硬病」。特別是適合穿和服的女性、日本傳統的女性，脖子細長、肩膀窄小，相對的承受力較差。

將這項事實反推回去，意味著只要把脖子肌肉練強壯了，就不容易得到「脖子僵硬病」。

不過，如果是已經出現「脖子僵硬病」症狀的人，就不適合做脖子肌肉的鍛鍊。因為，那樣只會讓已經生病的肌肉多一層外傷而已。

基本上，【頸部健康檢測表】問診單的評估中，有10題以上答「是」的人，請不要做這邊介紹的「555運動」。

鍛鍊肌肉，應一點一滴地增加強度，不可操之過急。

換句話說，勉強操練已經生病的頸部肌肉，只會造成反效果，使病情惡化。

只有可以拍胸脯保證，現階段脖子沒有任何異常的人，才可以鍛鍊頸部的肌肉。這樣的人，十個裡面只有一個。

為此，我特地想出「555運動」這個方法。它是第3章介紹的「頸部放鬆操」的進階版，也是專為伸展頸部所有肌肉而設計的。對大多數人而言，它輕鬆易學，是不會造成負擔的。

從事「555運動」的要點有三：
①不要一下子給肌肉太大的負擔。

②每天定期定量（最好一天兩次）地做。

③以十天為單位，循序漸進地慢慢增加運動的強度。

此外，入浴後或用熱毛巾熱敷脖子後再做，效果會更佳。

工作中突然想睡覺的話，就做一下「555運動」。因為促進了血液循環，頭腦也會更加清醒喔！

鍛鍊脖子的「555 運動」

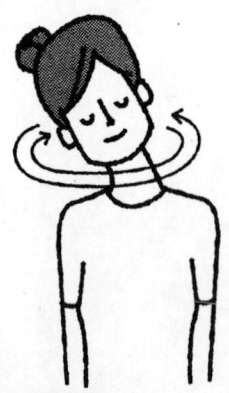

❶ 頸部柔軟操 1
低頭，讓下巴盡量碰到胸口，慢慢地轉動脖子。先順時針轉一圈，再逆時針轉一圈，如此重複五次。

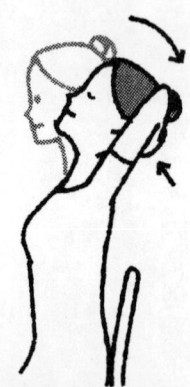

❷ 頸部柔軟操 2
頭擺正，看著前面，臉慢慢地往右邊轉，轉到極限。然後，臉慢慢地回到前面。如此重複五次。換左邊，同樣的動作也做五次。

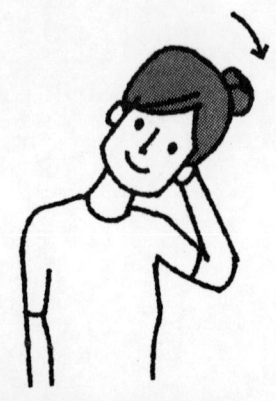

❸ 伸展脖子後面的肌肉
兩手互扣放在後腦勺，頭一邊慢慢地往後面倒，手一邊用力撐著頭，如此重複五次。

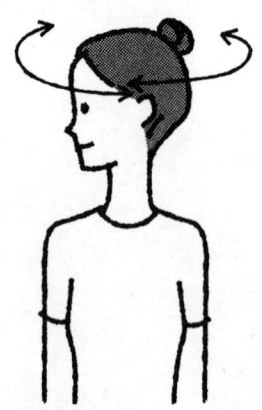

❹ 伸展脖子斜後方的肌肉
這次換頭往斜後方倒。往右後方倒時，請用右手扶著右後頭部。左後方時則用左手，兩邊各做五次。

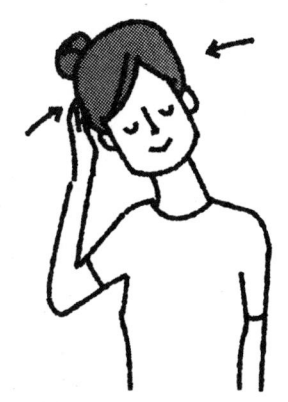

❺ **伸展脖子側邊的肌肉**
往右邊倒時，右手扶著右側頭部，左邊時則用左手。伸展到極限後，慢慢用手把頭推回去。如此左右各做五次。

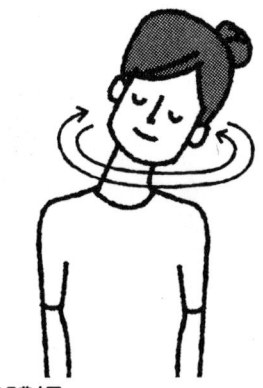

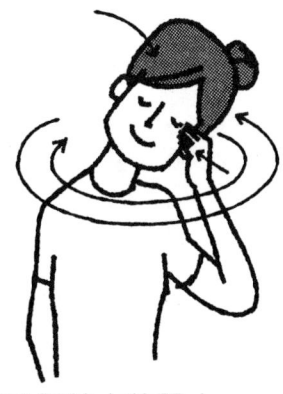

❻ **伸展脖子斜前方的肌肉**
左手抵著左邊的額頭，頭往右邊倒，停在右邊肩膀上，往左畫個大圓，感覺右邊的耳朵快要碰到胸口。接著把頭轉回來，回到右邊肩膀上方。頭回正，面向前。左右各做五次。

❼ **緩和體操**
1～3的動作順序顛倒重做一遍（3→2→1）。

・小提醒・

在做3～7的動作時，一開始手可以出點力，幫忙把頭扶起來。可是10天之後，手就不要用力了。然後再10天後，手可以稍微施壓，讓頭比較沒有那麼容易倒下。然後再10天後，手可以再用點力，阻止頭倒下。切記，力道的增加必須循序漸進，這點非常重要。

調整「枕頭」高度，就可以在睡覺時充分消除頸部疲勞

經常有人問我：「怎樣的枕頭對脖子最好？」說句不負責任的話，其實「枕頭」怎樣都無所謂。重點是，它能否代替脖子，幫忙把頭支撐起來？這意味著，枕頭的「高度」才是我們該關心的。雖說高枕無憂，但太高的枕頭其實會造成脖子的負擔。

枕頭太高，會讓脖子肌肉一直處於緊繃的狀態，使氧氣和養分不容易輸送到肌肉。如此一來，就沒辦法趁著睡覺時消除疲勞了。

睡眠時間，是讓白天使用過度的脖子得到休息的重要時間。要是睡覺時脖子還在用力，那就不好了。

最近，「低反發枕」、「記憶枕」好像還蠻受到大家歡迎的，低反發就是低反彈的意思。低反發的材質就像人體工學床墊那樣，可以順著你壓它的角度不同而改變形狀。

然而，最大的重點並不是在枕頭上，而在睡覺時，必須採取頭的重量不會落在脖子上的姿勢。

此外，也有因為宣稱「對脖子好」而大賣特賣的枕頭，其實，每個人適合的枕頭都不一樣。不拘硬度、觸感或形狀，選擇自己睡起來舒服的枕頭就對了。

第 5 章

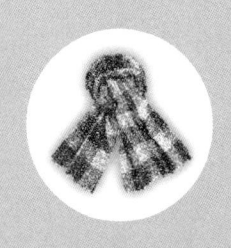

先端精密檢測治療，頸椎症候群九成以上可以痊癒！

專業精密的頸部檢查，輔以低周波儀、遠紅外線、無痛電針系統治療，效果快速卓著

症狀確立即可借助專業治療儀

第3章和第4章談到要如何避免、預防得到頸椎症候群。然而，真的已經得到「脖子僵硬病」的人，就必須接受正統的治療。本章將針對目前在我醫院進行的治療方法，做一介紹。

而在這之前，你必須先就前面提供的「頸部健康指數檢測表」來判斷，自己是否已經患有「脖子僵硬病」，數一數你有幾個「是」。18個以上的屬「重度」，11個以上、未滿17個的屬「中度」，重度和中度症狀的人，請務必接受治療。

那麼，具體而言要怎樣治療呢？現在，我就來簡單介紹在東京腦神經中心進行的治療法吧。

「脖子僵硬病」的治療，目的在治好脖子肌肉的異常，因此以「物理治療」為主要的方法。可以的話，盡量不依賴藥物。不過，有時為了提高治療的效果，會輔助性地使用「神經性維他命劑」（以維他命B群

為主）等。

不管症狀為何，治療「脖子僵硬病」時，方法都差不多。當然，視每個患者的症狀和程度，治療的部位和強度會稍有不同。

那麼，就讓我們逐一看下去吧。

① 用低周波治療器來治療

我們會使用兩種特殊的低周波治療器，來治療脖子肌肉的異常。它跟市面販售的商品不一樣。每個人脖子肌肉出現異常的部位和程度都不同，我們會根據患者的情況，施予最適當的治療。

患者裡面，也有因為嫌來醫院太麻煩，而自行買了市面販售的低周波器在家裡使用的，不過，效果普遍都不會太好。

就算強調是醫療用的產品也一樣。

這個方法要有效，必須以我研究頸部肌肉30年得到的珍貴資料為基礎，再配合本院的特殊低周波治療器才行。

② 遠紅外線治療

遠紅外線有溫暖肌肉和神經、促進血液循環的效果。遠紅外線治療法，可以溫暖脖子深層的肌肉。將「遠紅外線」和「低周波治療器」一起使用，可以進一步提高低周波治療器的效果。

而自律神經本身也會因為脖子溫暖了，而得到明顯的改善。

③ 電針治療

我們會請患者坐在椅子上，臉向下趴著，在脖子部位施針。施針的點，跟中醫的「穴道」不一樣，「脖子僵硬病」自有一套系統，讓電流通過針後加以治療。幾乎不會痛，也不會留下疤痕。

④ 藥物治療

為了加強治療的效果，主要使用「神經性維他命劑」。此外，根據症狀，有時也會使用其它藥物。不過，通常只是做為輔助之用。

⑤熱敷

這個只有住院時才能做。我們會要求患者安靜地坐著或躺著,藉由熱敷,溫暖頸部肌肉,促進血液循環。

「肌肉硬化點」專業觸診檢查

接下來，我想簡單說明一下我醫院採取的「脖子僵硬病」的診斷方法。當你做過前述【頸部健康指數檢測表】的評估後，確定脖子上確實有些問題，接下來，診斷流程會先進入「問診和觸診」。

醫生檢視問診單，跟患者做進一步的確認。

然後，更重要的是「觸診」。脖子的肌肉，總共有36個點需要檢查。藉由檢查、觸摸這幾個點，推測肌肉硬化的程度。有問題的地方，即使只是輕輕一碰，都會讓患者痛到受不了。

我在觸診的時候，就曾碰過患者從椅子上跳起來，四處亂竄的。他們根本不知道自己的肌肉出了問題。

等治療好了，完全不痛了，他們還一臉不可思議地說：真不曉得怎麼初診時會那麼痛？痛到只差地上沒洞，要不就鑽進去了。

話說觸診，需要有專門的知識和經驗。很可惜，我們沒辦法藉由觸

摸自己的脖子做檢測。有問題的點越多,身體的不適症狀也就越多,其中有一定的關連性。

X光、核磁共振、熱影像、瞳孔功能特殊精密檢測

是否有其他重大的疾病？為了排除這樣的可能性，有時還會做精密的檢查。驗血、照X光、MRI（核磁共振攝影，magnetic resonance imaging）、測量腦波、檢查身體的平衡感等。檢查得來的數據，都將作為判斷是否為「脖子僵硬病」的材料。

此外，也會使用熱影像儀（thermography）來檢測脖子和腳的溫度。

治療前，脖子的部位整個是紅的，表示溫度很高，而腳則幾乎看不到形狀，就算看得出也只有3分之2是清楚的，可是經過治療後，脖子和腳的顏色、溫度就都變成一樣了。

如果發現患者是腦梗塞、腦溢血、腦瘤等重症的話，我們會轉介給合作的虎門醫院或東大醫院等綜合醫院。

這裡特別介紹一下少見的「瞳孔功能檢查」。

就像我前面一直提到的，一旦得到「脖子僵硬病」，副交感神經的功能就會比較弱，於是瞳孔很容易一直是張開的。我們會使用名叫iriscorder的儀器（紅外線電子瞳孔儀），檢查患者的瞳孔是否能確實縮小。瞳孔的檢查，有助於了解脖子肌肉的情況。

根據評估表、觸診、專業儀器檢測的結果，醫生即可判斷病患是否有「脖子僵硬病」。如果有的話，就會跟患者說明治療方針和治療時程。順便討論是要住院治療，還是定期到醫院看診就好。

家裡不能沒人、沒辦法請長假等，因為這些理由沒辦法住院的人，我們會請他到香川縣的松井醫院，或到東京周邊有六家，神戶（三宮）、名古屋各一家的醫療機構去就診。

病情嚴重的人，想要短時間治癒的人，我們會請他住進松井醫院。

比起定期到醫院看診，住院的效果要快上2倍。

脖子顧好，身心都得救，一個星期就見效！

前面介紹的物理療法，對因為憂鬱、慢性疲勞等不明原因而感到苦惱的患者而言，或許是很新奇的治療方法。不過，「脖子僵硬病」的原因出在脖子的肌肉異常，因此，治療異常的部分，讓它恢復正常，就變得非常重要。

這種治療是針對「脖子僵硬病」特別設計的，和在整形外科或針灸醫院做的治療都不一樣。

看效果就知道了。

有嚴重憂鬱的人，在接受治療後，憂鬱的症狀會先消失。這是「脖子僵硬病」的特徵之一。

快的話一個禮拜到兩個禮拜，憂鬱的症狀就會不見。一旦脖子的肌肉恢復正常，之後不管經過幾年，憂鬱都不會再復發。

就算沒來住院，只要每天固定到醫院報到，確實接受治療，快的人

大概一個禮拜，就會明顯地感受到效果。

隨著治療的時間越久，原因不明的症狀會慢慢消失，到最後只剩脖子肌肉的問題。

把這最後剩下的脖子肌肉問題也解決掉，就算是完全治好了。

為什麼要住院？就是要讓脖子肌肉得到充分的休息，專心地接受治療。我們的頸椎一直支撐著頭部，承受著很大的壓力。因此讓脖子得到充分的休息，意味著不要讓它再去做支撐頭部的工作。因此，躺在床上休息，對住院患者來說是必要的。

如果來住院的話，最快約一個月就可以治好，不過，也有人是椎間盤的問題，花了三個月以上才治好。看門診的話，如果每天都來醫院，大約要比住院多三倍的時間，這時在家裡搭配頸肌鍛鍊或熱敷、浴療等方式，對於病情的恢復絕對有加分作用。

重點是，要相信醫生，一直到把脖子肌肉的問題解決為止。像是我醫院住院的患者裡，就有人不把醫生的交代當一回事，四處亂跑，找其他來看診的病患聊天。這種以為「治病只是醫生的事」的人，要治好他，

恐怕會比較困難吧。

即使有醫院的專業協助，「自療」也同樣需要一起實施的，畢竟脖子的問題，有極大的原因來自生活習慣不當，能跟著本書作生活的調整、姿勢的矯正和自療的保健，那絕對可以幫自己脫胎換骨，更新成為不易生病的體質。

查看最近這幾年的醫療記錄，單就住院患者來說，治癒率就已高達92％，頸椎症候群絕對是可以成功醫治的！

醫藥新知 4014

脖子卡卡，健康拉頸報！

作　　者	松井孝嘉
日文翻譯	婁美蓮
封面設計	耶麗米工作室
內頁設計	黃鈺涵
執行編輯	唐岑
特約主編	廖靜清
社內主編	林潔欣
總 編 輯	林淑雯
社　　長	郭重興
發行人兼出版總監	曾大福
出 版 者	方舟文化出版
發　　行	遠足文化事業股份有限公司

231 新北市新店區民權路 108-2 號 9 樓
電話：（02）2218-1417　　傳真：（02）2218-8057
劃撥帳號：19504465　　戶名：遠足文化事業股份有限公司

客服專線　0800-221-029
E-MAIL　　service@bookrep.com.tw
網　　站　http://www.bookrep.com.tw/
印　　製　通南印刷有限公司 電話：(02)2221-3532
法律顧問　華洋法律事務所 蘇文生律師
定　　價　300 元
二版一刷　2018 年 1 月

國家圖書館出版品預行編目（CIP）資料

脖子卡卡，健康拉頸報！：日本醫學最新「頸肌鍛鍊法」，暈眩、頭痛、肩頸僵硬治癒率達 80%! / 松井孝嘉作；婁美蓮翻譯. -- 初版. -- 新北市：方舟文化出版：遠足文化發行, 2018.1
　面；　公分

ISBN 978-986-95815-1-6(平裝)

1. 頸部 2. 健康法

416.612　　　　　　　　106022898

缺頁或裝訂錯誤請寄回本社更換。
歡迎團體訂購，另有優惠，
請洽業務部（02）22181417#1121、1124
有著作權・侵害必究

KUBIWO ATATAMEREBA KENKOUNI NARU
©TAKAYOSHI MATSUI 2013
Originally published in Japan in 2013 by ASCOM INC.
Chinese translation rights arranged through TOHAN CORPORATION, TOKYO.
,and AMANN CO., LTD.，TAIPEI.

感謝您購買 你生病，全是因為「脖子」！

我們相信書的存在是為了產生對話，請讓我們聽到您的聲音。
請回想您和這本書的相識過程，填寫下表後直接郵遞，
感謝您的參與，期待下次再見！

方舟出版

關於這本書

我是這樣認識這本書的…
□書店　□網路　□報紙　□雜誌　□廣播　□親友　□讀書會　□公司團購
□其實是從＿＿＿＿＿＿＿＿＿＿＿＿＿知道的

發現這本書…
□主題有趣　　□資訊好用　　□設計有質感　□價格可接受
□贈品/活動好厲害　　　　　□適合送人　　□喜歡作者
□＿＿＿＿＿＿＿＿都推了　**我就決定買他了！**

然後去 □連鎖書店的＿＿＿＿＿＿＿＿＿＿＿＿＿　□網路書店的＿＿＿＿＿＿＿＿＿＿
　　　　　□團購　□其他＿＿＿＿＿＿＿＿＿＿＿＿　購買，

看完後 5~1 評分的話
書名＿＿＿　封面＿＿＿　內容＿＿＿　排版＿＿＿　印刷＿＿＿　價格＿＿＿　整體＿＿＿
會這麼評是因為＿＿＿＿＿＿＿＿＿＿＿＿＿＿＿＿＿＿＿＿＿＿＿＿＿＿＿＿＿＿＿＿＿＿＿
＿＿＿

關於我

本名＿＿＿＿＿＿＿＿＿＿＿＿＿＿＿＿　□男　□女
生日＿＿＿＿年＿＿＿＿月＿＿＿＿日
家住 □□□ ＿＿＿＿＿＿＿市／縣＿＿＿＿＿＿＿鄉／鎮／市區＿＿＿＿＿＿＿路／街
　　　＿＿＿＿＿＿段＿＿＿＿＿＿巷＿＿＿＿＿＿弄＿＿＿＿＿＿號＿＿＿＿＿＿樓／室
Email ＿＿＿＿＿＿＿＿＿＿＿＿＿＿＿＿＠＿＿＿＿＿＿＿＿＿＿＿＿＿＿＿＿＿＿＿＿＿＿
電話 ＿＿＿＿＿＿＿＿＿＿＿＿＿＿＿＿＿＿＿＿＿＿＿＿＿＿＿＿＿＿＿＿＿＿＿＿＿＿＿

現在　□ 19 歲以下　□ 20~29 歲　□ 30~39 歲　□ 40~49 歲　□ 50~59 歲　□ 60 歲以上

學歷　□國小以下　□國中　□高中職　□大專　□研究所以上

職業　□製造　□財金　□經營　□醫療　□傳播　□藝文　□設計　□餐旅
　　　□營造　□軍公教　□科技　□行銷　□自由　□家管　□學生　□退休
　　　□實不相瞞，我是＿＿＿＿＿＿＿＿＿＿＿＿＿＿

我習慣從＿＿＿＿＿＿＿＿＿＿＿＿＿認識好書後，再去＿＿＿＿＿＿＿＿＿＿＿＿＿買書。

我最喜歡　□文學小說　□人文科普　□藝術美學　□心靈養身　□商業財經　□史地
　　　　　□親子共享　□幼兒啟蒙　□圖畫書　□生活娛樂　□具體來說是＿＿＿＿＿＿啦！

最後我必須告訴讀書共和國＿＿＿＿＿＿＿＿＿＿＿＿＿＿＿＿＿＿＿＿＿＿＿＿＿＿＿＿＿
＿＿＿

□ 為享有完善客服 & 最新書訊，我同意讀書共和國所屬出版社依個資法妥善保存使用以上個人資料

廣 告	回	信
臺灣北區郵政管理局登記證		
第 1 4 3 7 號		
請直接投郵‧郵資由本公司支付		

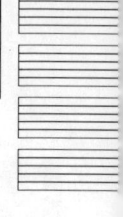

23141
新北市新店區民權路108-4號8樓
遠足文化事業股份有限公司 收

讀書共和國
BOOK REPUBLIC　www.bookrep.com.tw

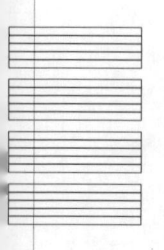

請沿線對折裝訂

方舟出版

醫藥新知014
你生病，全是因為「脖子」！